臨床につながる
神経・筋疾患

花山耕三　編著

医歯薬出版株式会社

編集

花山　耕三　川崎医科大学リハビリテーション医学教室

執筆（五十音順）

生駒　一憲　北海道大学病院リハビリテーション科
中馬　孝容　滋賀県立成人病センターリハビリテーション科
花山　耕三　編集に同じ
松尾雄一郎　国立病院機構北海道医療センターリハビリテーション科

This book was originally published in Japanese
under the title of：

RINSHOU-NI TSUNAGARU SHINKEI-KINSHIKKAN
(Neuromuscular Disease Connect to Clinical Site)

Editor：
HANAYAMA, Kozo
　Professor
　Department of Rehabilitation Medicine
　Kawasaki Medical School

© 2018 1st ed.

ISHIYAKU PUBLISHERS, INC.
　7-10, Honkomagome 1 chome, Bunkyo-ku,
　Tokyo 113-8612, Japan

序　文

　本書は，理学療法士，作業療法士，言語聴覚士，看護師をはじめとするリハビリテーション（以下，リハ）関連職種への入門書として書かれました．

　神経・筋疾患は多くが希少疾患であり，専門病院でない限りリハ関連職種が目にする機会はそれほど多くないことが実情です．そして，患者さんから「自分の病気を理解してもらえなかった」という言葉を聞いたのは，残念ながら一度や二度ではありません．どのような疾患でもそうですが，リハを進めるにあたっては疾患自体の理解が不可欠です．もちろん，神経・筋疾患には多くの疾患が含まれており，その病態像は多様ですが，本書では主要な疾患についてモデルケースを通じてその基本的知識をわかりやすく解説することを目的としました．モデルケースはあくまでその典型的な経過を示していますので，すべての患者さんが同様の経過をたどるわけではありませんが，患者像をイメージしやすくなるものと期待しています．

　本書は，リハについての解説を中心としたものではありませんが，リハの目線からの疾患の理解を主眼とするため，リハ科専門医で神経・筋疾患にかかわりの深い先生方に執筆いただきました．

　本書は企画から長い年月がたってしまいましたが，それにもかかわらず粘り強く編集の労を取っていただいた医歯薬出版の担当各位に深く感謝いたします．

　本書のみで神経・筋疾患が十分に理解できるわけではありませんが，リハ関連職種の神経・筋疾患の理解に少しでも貢献し，ひいては患者さんの治療の一助になることを希望してやみません．

　　2017年12月吉日

花山　耕三

臨床につながる 神経筋・疾患

目次 —contents—

01 パーキンソン病 2
- 導入エピソード 2
- パーキンソン病とは？ 3
- どんな人がなりやすいですか 3
- どんな病態ですか 3
- どのように診断されますか 3
- 臨床所見はどんなものがありますか 4
- どんな評価法がありますか 6
- どんな治療が行われますか 7
- 予後はどうですか 9
- 山田さんのその後 10

02 脊髄小脳変性症 12
- 導入エピソード 12
- 脊髄小脳変性症とは？ 13
- どんな人がなりやすいですか 13
- どんな病態ですか 13
- どのように診断されますか 15
- どのように治療・リハが行われますか 17
- 予後はどうですか 21
- 白川さんのその後 22

03 筋萎縮性側索硬化症 24
- 導入エピソード 24
- 筋萎縮性側索硬化症とは？ 25
- どんな人がなりやすいですか 25
- どんな病態ですか 25
- どのように診断されますか 26
- どんな治療が行われますか 28
- 予後はどうですか 31
- 桑田さんのその後 32

04 多発性硬化症 34
- 導入エピソード 34
- 多発性硬化症とは？ 35
- どんな人がなりやすいですか 35

どんな病態ですか	35
どのように診断されますか	39
どんな治療・リハが行われますか	41
予後はどうですか	44
松井さんのその後	45

05 ギラン・バレー症候群　46

導入エピソード	46
ギラン・バレー症候群とは？	47
どんな人がなりやすいですか	47
どんな病態ですか	47
どのように診断されますか	47
どんな治療・リハが行われますか	49
予後はどうですか	52
沢田さんのその後	54

06 シャルコー・マリー・トゥース病　56

導入エピソード	56
シャルコー・マリー・トゥース病とは？	57
どんな人がなりやすいですか	57
どんな病態ですか	59
どのように診断されますか	59
どんな治療・リハが行われますか	59
予後はどうですか	59
慶子さんのその後	61

07 多発性筋炎・皮膚筋炎　62

導入エピソード	62
多発性筋炎・皮膚筋炎とは？	63
どんな人がなりやすいですか	63
どんな病態ですか	63
どのように診断されますか	64
どんな治療・リハが行われますか	65
予後はどうですか	66
佐々木さんのその後	67

08 筋強直性ジストロフィー ... 68

    導入エピソード ... 68
    筋強直性ジストロフィーとは？ ... 69
    どんな人がなりやすいですか ... 69
    どんな病態ですか ... 69
    どのように診断されますか ... 72
    どんな治療が行われますか ... 72
    予後はどうですか ... 74
    青木さんのその後 ... 75

重症筋無力症 ... 76

    ・症状 ... 76
    ・診断 ... 76
    ・治療 ... 77

09 ポストポリオ症候群 ... 78

    導入エピソード ... 78
    ポストポリオ症候群とは？ ... 79
    どんな人がなりやすいですか ... 79
    どんな病態ですか ... 79
    どのように診断されますか ... 80
    どんな治療・リハが行われますか ... 84
    予後はどうですか ... 84
    内山さんのその後 ... 85

顔面神経麻痺―Bell麻痺を中心に ... 86

    ・Bell麻痺の病態 ... 86
    ・Bell麻痺の症状 ... 86
    ・Bell麻痺の後遺症 ... 87
    ・Bell麻痺の治療 ... 87

01 パーキンソン病
①パーキンソン病の姿勢の特徴 ……………… 5
②リハビリテーションは運動症状の改善に有効か？—「パーキンソン病治療ガイドライン2011」より ……………… 7
③外部刺激（external cue）の効果とは ……… 8
④LSVT（Lee Silverman Voice Treatment）® LOUDとLSVT®BIG ……………… 8

02 脊髄小脳変性症
①特定医療費（指定難病）受給者証 ………… 13
②遺伝子異常 ……………… 16

03 筋萎縮性側索硬化症
①2型呼吸不全 ……………… 25
②神経伝導検査 ……………… 27
③針筋電図 ……………… 28
④線維束電位（fasciculation potential） …… 29
⑤非侵襲的陽圧換気療法（noninvasive positive pressure ventilation；NPPV） ……… 30
⑥機械による咳介助（mechanical insufflation-exsufflation；MI-E） ……………… 30

04 多発性硬化症
①視覚誘発電位（visual evoked potential；VEP） ……………… 37
②急性散在性脳脊髄炎（acute disseminated encephalomyelitis；ADEM） …………… 40

05 ギラン・バレー症候群
①M波とF波 ……………… 48
②フィッシャー（Fisher）症候群 ……………… 49
③短下肢装具（ankle foot orthosis；AFO） … 50
④正中神経麻痺 ……………… 51
⑤尺骨神経麻痺 ……………… 51
⑥橈骨神経麻痺 ……………… 52

06 シャルコー・マリー・トゥース病
①末梢神経 ……………… 57
②遺伝様式 ……………… 58
③逆シャンペンボトル型筋萎縮 ……………… 58
④鶏歩（steppage gait） ……………… 60
⑤凹足 ……………… 60

08 筋強直性ジストロフィー
①筋ジストロフィー ……………… 69
②先天性筋強直性ジストロフィー ……………… 69
③CTG反復配列 ……………… 70

09 ポストポリオ症候群
①ポリオ ……………… 79
②ポリオの全国届出患者数 ……………… 80
③運動単位 ……………… 81
④巨大運動単位 ……………… 81
⑤脚長差と反張膝 ……………… 82
⑥骨格筋の脂肪変性 ……………… 83

索引 ……………… 88

＊本書で登場する患者さんはすべて仮名です．

【表紙・本文デザイン】サンビジネス
【導入エピソード・表紙イラスト】川野郁代

01	パーキンソン病
02	脊髄小脳変性症
03	筋萎縮性側索硬化症
04	多発性硬化症
05	ギランバレー症候群
06	シャルコー・マリー・トゥース病
07	多発性筋炎，皮膚筋炎
08	筋強直性ジストロフィー

- 重症筋無力症

| 09 | ポストポリオ症候群 |

- 顔面神経麻痺
  ― Bell 麻痺を中心に

01 パーキンソン病

　70歳の山田幸雄さんは料理が得意で，コーラスやガーデニングなどの趣味活動も活発にしていました．3年前に右足をひきずって歩いていると友人より指摘を受け，整形外科を受診しました．しかし，レントゲン写真などの画像検査では，腰には特に問題はありませんでした．しばらく牽引や温熱療法に通院するように指示を受けましたが，改善はみられませんでした．

　昨年より，卵焼きをうまく作ることができないと感じるようになりました．また，右手にふるえがあることにも気が付くようになりました．あらためて整形外科を受診し，頸椎のレントゲン写真をとってもらいましたが，問題はないと言われました．しかし，全般的に動作が遅くなっており，表情が硬いとも言われ，神経内科で診てもらうように紹介されました．

　診察と検査を受けて，パーキンソン病と診断され，抗パーキンソン病薬による治療が開始されました．当初，薬はよく効き，家事で困ることもなく，買い物も1人で行くことができていました．薬は1日に朝，昼，夕と3回内服していましたが，徐々に，薬の効く時間が短くなっているように感じました．特に午前11時ごろや夕方になると体が重くなるように感じられ，食事の支度に時間がかかり，包丁がうまく扱えず，重いものが持てなくなりました．また，当初薬は1種類だったのが，複数の薬が処方されるようになり，経過とともに朝と昼の間や昼と夕の間に分割して内服するよう指示されるようになりました．家事は何とかできていましたが，姿勢は前傾が目立ち，足がすくむようになりました．特に狭い場所では，前に一歩足を出すことがうまくできず，転倒してしまうようになりました．主治医に相談したところ，リハビリテーションを勧められました．

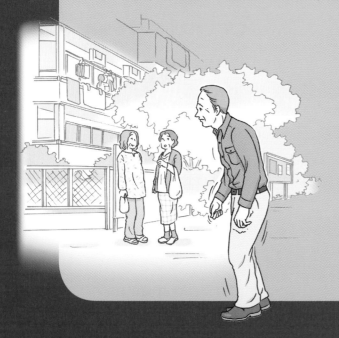

パーキンソン病とは？

 どんな人がなりやすいですか

パーキンソン病（Parkinson's disease；PD）は神経変性疾患の中で最も多く，わが国における有病率は人口10万人あたり100～150人といわれています．発症は50～65歳に多いといわれていますが，高齢になるにつれて罹患率は増加し，今後もますます患者数は増えると推測されています．40歳以下で発症することもあり，その場合は若年性パーキンソニズムと呼んでいます．また，遺伝性のものもあります．

 どんな病態ですか

病因としては，中脳黒質変性症のドパミン作動性の神経変性で，病変細胞にはレヴィ小体といわれる蛋白質封入体を認めます．この蛋白質分解の経路の障害が病態機序にかかわっています．原因遺伝子としてはα-synucleinがあり，その産物のαシヌクレインが凝集し，神経変性に至ると考えられています．その他に酸化ストレスやミトコンドリアの異常があげられます．

症状は，四大徴候といわれている振戦（しんせん），固縮（こしゅく），動作緩慢（かんまん）・無動，姿勢反射障害があります．徐々に，前傾姿勢やすくみ足などが出現し，転倒の危険性が増す状況になってしまいます．また，運動症状以外としては，自律神経障害，精神症状，疼痛や疲労などがみられてきます．治療としては，薬物療法，脳外科的手術療法，リハビリテーション（以下リハ）があります．経過とともに薬の効果が短くなるwearing off現象や，内服した時間に関係なく症状が良くなったり悪くなったりするon-off現象があり，ADL（activities of daily living；日常生活動作），IADL（instrumental ADL；手段的日常生活動作）に影響をきたしていきます．

どのように診断されますか

診断は，ふるえや動作が遅いなどの自覚的所見，およびパーキンソン病に特徴的な神経学的所見（振戦，固縮，無動，歩行障害）から判定されます．表1にパーキンソン病の診断基準を示しました．初期は片側の症状から始まり，たとえば右手の振戦より発症した場合，徐々に右手→右足→左手→左足へと進行がみられ，N字型もしくは逆N字型と表現されています．抗パーキンソン病薬の効果を認め，採血や頭部MRIなどの画像検査より他の鑑別すべき疾患を除外する必要があります．頭部MRI画像では特徴的な所見はありませんが，[^{123}I] MIBG心筋シンチグラムの心筋支配交感神経終末への取り込みの低下を認め，他のパーキンソン症候群との鑑別に役立ちます．また，最近では，ドパミントランスポーターシンチグラフィ（DAT-scan検査）にて，線条体におけるDAT密度の低下を検査し，診断の一助となっています．

パーキンソン病とよく似た病態をとる疾患はいくつかあります．パーキンソン症候群あるいは二次性パーキンソニズムと呼びますが，多系統萎縮症（いしゅく），進行性核上性麻痺などの中枢神経変性疾患，脳血管性パーキンソニズム，薬剤性パーキンソニズム，中毒性パーキンソニズム，正常圧水頭症など，その他の中

1. 自覚症状
   A：安静時のふるえ
   B：動作がのろく拙劣
   C：歩行がのろく拙劣
2. 神経所見
   A：毎秒4～6回の安静時振戦
   B：無動・寡動
      a：仮面様顔貌，b：低く単調な話し方，c：動作の緩徐・拙劣，d：姿勢変換の拙劣
   C：歯車現象を伴う筋強剛
   D：姿勢・歩行障害
      a：前傾姿勢，b：歩行時に手の振りが欠如，c：突進現象，d：小刻み歩行，
      e：立ち直り反射障害
3. 臨床検査所見
   A：一般検査に特異的な異常はない
   B：脳画像（CT，MRI）に明らかな異常はない
4. 鑑別診断
   A：脳血管障害性のもの
   B：薬物性のもの
   C：その他の脳変性疾患

次の1～5のすべてを満たすものをパーキンソン病と診断する
1. 経過は進行性である．
2. 自覚症状で，上記のいずれか1つ以上がみられる．
3. 神経所見で，上記のいずれか1つ以上がみられる．
4. 抗パーキンソン病薬による治療で，自覚症状・神経所見に明らかな改善がみられる．
5. 鑑別診断で上記のいずれでもない．

表1　パーキンソン病の診断基準

（厚生省特定疾患・神経変性疾患調査研究班，1995）

多系統萎縮症 （MSA；multiple system atrophy）	パーキンソニズム，小脳失調症状，自律神経障害を呈する．MSA-PとMSA-Cがあり，前者では発症早期は鑑別が難しい．抗パーキンソン病薬の効果は少ない．
進行性核上性麻痺 （PSP；progressive supranuclear palsy）	眼球運動制限，筋固縮，高度な姿勢反射障害，嚥下障害，認知機能低下を呈する．頸部は後屈位となる．比較的初期より転倒の危険性が高い．
大脳皮質基底核変性症 （CBD；corticobasal degeneration）	パーキンソニズム，失行があり，顕著な左右差が特徴である．さまざまなタイプがある．
レヴィ小体型認知症 （DLB；dementia with Lewy bodies）	認知症とパーキンソニズムを呈する．幻視の訴えが多い．

表2　パーキンソン病によく似た中枢神経変性疾患

枢神経疾患によるパーキンソニズムなどがあります．表2に他の中枢神経変性疾患についてまとめました．

 臨床所見はどんなものがありますか

運動症状と非運動症状に分けて解説します．

（1）運動症状
①振戦

　安静時の4～6Hzの規則的な不随意運動で，丸薬を丸める動作に似ていることから，丸薬丸め運動（pill-rolling movement）と呼ばれています．歩行や随意運動時に振戦は増大します．

②固縮

診察時に筋を他動的に伸展する際に感じる抵抗で，断続的な歯車様固縮（cogwheel rigidity）と持続性の抵抗を感じる鉛管様固縮（lead pipe rigidity）があります．前者のほうが特徴的な所見です．初期には左右差が確認されます．

③動作緩慢・無動

動作が緩慢で自発運動の減少として観察されます．障害が高度になると無動として認められます．表情は乏しく（仮面様顔貌），声は小さく単調となり，寝返りや起き上がりが難しくなります．書字では小さな字を書くようになります．

④姿勢反射障害

立ち上がりや方向転換時にバランスを崩すことが，進行とともによくみられるようになります．Pull test（患者の背部に立ち，検者が患者の肩を持って後方へ引くもの）では，姿勢を支えきれずに後方へバランスを崩し，突進してしまう（retropulsion）こともあります．

⑤歩行障害

歩幅が小さく，腕振りがうまくできなくなります．進行とともに，歩行開始の1歩目の足が出しづらいすくみ足や，歩行途中で加速歩行となり，突進現象を認めるようになります．ただし，すくみ足がみられていても障害物をまたぐことは可能で，この現象をkinesie paradoxaleと呼びます．このことを応用し，外部刺激（external cue）を利用した歩行や動作練習が効果的であるとよく報告されています．

⑥姿勢異常

肘関節，股関節，膝関節を屈曲し，前傾姿勢をよく認めます（コラム❶）．また，体幹を側屈することもあります．頚部は前方へ突き出すようになります．胸椎下部で体幹が前屈する腰曲り（camptcormia）や頚部が前屈する首下がり（dropped head syndrome）を認めることもあります．

(2) 非運動症状

①自律神経症状

便秘はほとんどのパーキンソン病患者において認めます．運動症状が出現する前から認めていることも多いです．起立性低血圧や食事性低血圧がみられることがあり，後者では食後30〜60分に起こります．排尿障害は過

パーキンソン病の姿勢の特徴

このスケッチはパーキンソン病患者の特徴をよく表しています．前傾姿勢，肘関節，股関節，膝関節の屈曲位，手指MP関節で屈曲位になっています．推測ですが，安静時振戦がみられているかもしれません．歩行時の歩幅は小さく，このまま歩行をしていくと，前方へ突進していくかも……．

このように1枚の絵からいろいろなことがイメージされますね．

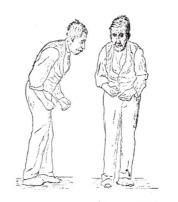

(Gowers, 1888)

活動膀胱による頻尿を訴えることが多いです．脂顔 (oily face) は発汗障害の1つで，発汗の分布が頸部より上に偏るために生じています．

②嚥下障害

進行とともに認めるようになり，食事中や食後湿性嗄声（しっせいさせい）や，食後に疲労，食事時間の延長，体重減少を認めるときは嚥下障害の合併の可能性が高いです．

③睡眠障害

レム睡眠時行動障害 (REM sleep behavior disorder) を認めることがあります．これは，レム期に悪夢をみて大声を出したり，手足をバタバタと動かしたりする異常行動です．足に異常知覚が生じるむずむず脚症候群を認めることもあります．

④精神症状

パーキンソン病患者の約40%にうつ症状が合併するといわれています．また，アパシー（無感情）やアンヘドニア（無快感；anhedonia），不安感を認めることがあります．経過の中で，幻覚や妄想を認めることがあり，特に幻視（人物や小動物などがみえる）の訴えが多いです．

⑤認知症

思考の緩慢さ，問題処理能力の低下などを認めることがあります．

⑥疼痛

ジストニアによる疼痛，運動制限に伴う筋痛や関節痛，頸椎や腰椎の変形に伴う神経根痛や末梢神経障害によるもの，中枢性疼痛，アカシジアに伴うものなどがあります．

⑦嗅覚障害

運動症状の発現の前より認めることがあると報告されていますが，自覚していないことが多いです．

⑧易疲労性（いひろう）

同年齢と比較し，加齢だけでは説明のつかない疲労がよくみられます．

どんな評価法がありますか

Hoehn-Yahrの重症度分類やUPDRS (Unified Parkinson's Disease Rating Scale) がよく用いられています．前者については，modified Hoehn & Yahrの重症度分類（表3）[1]があり，以前のものと比較すると，1.5度，2.5度が追加されています．

UPDRSはpartⅠ（精神機能，行動および気分に関する部分），partⅡ（日常生活動作に関する部分），partⅢ（運動能力検査に関する部分），partⅣ（治療の合併症に関する部分）の4部門に分かれています．しかし，最近はMovement Disorder Society-sponsored revision of the Unified Parkinson's Disease Rating Scale (MDS-UPDRS) による評価がなされることが増えています．

運動機能の評価としては，TUG (time up and go test) やBerg Balance Test，Functional Reach Test，10m歩行速度・歩数や関節可動域や筋力の評価などがあります．さらに，前頭葉機能やうつに関する評価，FIMによるADL評価，IADLの評価も必要となってきます．

0度	パーキンソニズムなし
1度	一側性パーキンソニズム
1.5度	一側性パーキンソニズム＋体幹障害
2度	両側性パーキンソニズムだが平衡障害なし
2.5度	軽度両側性パーキンソニズム＋後方障害があるが自分で立ち直れる
3度	軽～中等度パーキンソニズム＋平衡障害，肉体的には介助不要
4度	高度のパーキンソニズム，歩行は介助なしでどうにか可能
5度	介助なしでは，車椅子またはベッドに寝たきり（介助でも歩行は困難）

表3　modified Hoehn & Yahrの重症度分類

(Goetz et al, 2004)[1]

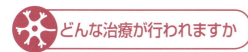 どんな治療が行われますか

治療法としては，薬物療法，脳外科的手術療法，リハがあります．

(1) 薬物療法

レボドパ（L-ドパ），ドパミンアゴニスト，レボドパ作用増強薬，ドパミン作動療法補助薬などがあります．表4に抗パーキンソン病薬の一覧を示します．また，パーキンソン病薬の開始時は，高齢（70歳代以上）であることや，認知症や精神症状が合併している場合はレボドパで開始することが多いです．年齢が比較的若い場合には，ドパミンアゴニストで開始することが多いです．

(2) 脳外科的手術療法

視床破壊術・視床深部電気刺激療法，淡蒼球破壊術・淡蒼球深部電気刺激療法，視床下核深部電気刺激療法があります．対象となる症状は，振戦，固縮，無動，薬剤誘発性ジスキネジアなどです．

(3) リハビリテーション

薬物治療だけでなく，リハも組み合わせることで身体機能およびADLやQOLの向上を図ることが大切です（コラム❷）．

種類	一般名
レボドパ（L-ドパ）	単剤，レボドパ・カルビドパ配合剤，レボドパ・ベンセラジド配合剤
ドパミンアゴニスト	ブロモクリプチン，ペルゴリド，カベルゴリン，プラミペキソール，ロピニロール，ロチゴチン
MAO-B阻害薬	セレギリン
COMT阻害薬	エンタカポン
塩酸アマンタジン	アマンタジン塩酸塩
抗コリン薬	トリヘキシフェニジル塩酸塩
ノルアドレナリン作動性神経機能改善薬	ドロキシドパ
ドパミン合成促進剤	ゾニサミド
アデノシンA_{2A}受容体拮抗薬	イストラデフィリン

表4　抗パーキンソン病薬

 コラム❷ リハビリテーションは運動症状の改善に有効か？
―「パーキンソン病治療ガイドライン2011」より

　エビデンスの高い文献検索を行い，以下のようにまとめられています．
1) 運動療法が身体機能，健康関連QOL，筋力，バランス，歩行速度の改善に有効である（グレードA）．
2) 外部刺激，特に音刺激（音楽療法）による歩行訓練で歩行は改善する（グレードA）．
3) 運動療法により転倒の頻度が減少する（グレードB）．

①四肢・体幹の運動障害

四肢・体幹の関節可動域訓練，筋力訓練，バランス訓練，基本動作訓練，歩行訓練，リズム音などの外部刺激（external cue）を利用した訓練などを行います（コラム❸）．パーキンソン病は進行性疾患であるため，病期早期においては，教育的な指導や運動の習慣化を目標とし，進行するにつれて課題となっていることに対するアプローチを追加する必要があります．また，環境調整が必要になってきます．

図1に自主練習の指導の一例を示します．前傾姿勢が認められるようになる前から，体幹の伸展や回旋を維持するための指導を行うことが大切です．また，すくみ足の対策としては，すくんだ足を一度後方へ出してから前に出す工夫や，歩行の進行に対して垂直になるように廊下にテープを貼り，歩行時それをまたぐようにする工夫などがあります．

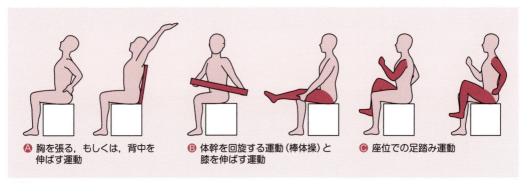

Ⓐ 胸を張る，もしくは，背中を伸ばす運動　Ⓑ 体幹を回旋する運動（棒体操）と膝を伸ばす運動　Ⓒ 座位での足踏み運動

図1　自主練習として指導する体操や運動

コラム❸　外部刺激（external cue）の効果とは

パーキンソン病では外部刺激効果を認めることが特徴の1つで，内発性ネットワークの大脳基底核-補足運動野の低活動を補うよう，cerebello-parieto-premotor loops外発性ネットワークを活性化させると説明されています．外部刺激としてよく用いられているものは，音楽やリズム音などの聴覚からの外部刺激や，目印を付けるような視覚からの外部刺激などがあります．

コラム❹　LSVT（Lee Silverman Voice Treatment）®LOUDとLSVT®BIG

パーキンソン病では発声や動作を小さく行ってしまうようになり，自己修正が難しくなります．そこで，その誤った感覚情報を自分で修正できることを目的とした再教育プログラムがLSVT® LOUDとLSVT® BIGです．自分が考えている以上に大きな声を出す，大きく体を動かす，それらを繰り返し練習するという指導を受けます．

②病期に合わせた目標と介入

病期に合わせた目標設定と介入を適宜行う必要があります．早期の段階では活動性低下の予防，動作や転倒への不安解消，身体機能の維持・向上をリハの目標とします．病期が進行するにつれて，転倒予防および姿勢やバランス，歩行およびADLの維持・向上を目的とします．臥床の状況となった時期においては，感染予防，褥瘡や関節拘縮予防を目的とします．

③構音障害

小声となり，コミュニケーションが取りづらいことがあります．拘束性呼吸機能障害や声帯の内転障害が原因となることがあります．呼吸筋に対するリハや発声練習が必要となってきます（コラム❹）．

④嚥下障害

嚥下障害は，認知期，準備期，口腔期，咽頭期，食道期全体にわたって生じます．そのため，食事中や食後の湿性嗄声，流涎，体重減少を認めるときには嚥下障害について評価が必要となります．また，食事時間に時間がかかるようになったときは，動作緩慢だけでなく，嚥下にも問題がある場合が多くあります．食事形態や食事のときの姿勢の評価および指導，嚥下体操などの指導が大切になります．栄養状態の向上は重要で，補助食品などを追加することもあります．

 予後はどうですか

中枢神経変性疾患のため徐々に進行をしていきます．そのため重症度に応じたリハの提供，および生活における環境調整や生活指導が必要となってきます．パーキンソン病の罹患期間は短くはなく，20年以上の経過をとることが多いです．そのため加齢の影響があり，筋力低下や持久力低下を合併している場合が多くあります．

運動障害だけでなく，自律神経障害や精神症状が合併し，ときに幻覚や妄想のため，抗パーキンソン病薬の減量や抗精神病薬の追加投与が必要となり，運動症状が悪化することがあります．また，転倒や誤嚥性肺炎を合併し，最終的には寝たきりになってしまいます．規則正しい生活を送れるよう，個々に応じた対応が必要で，運動症状および非運動症状の評価を行ったうえでリハ計画を立てる必要があります．

（中馬孝容）

文献

1) Goetz et al：Movement Disorder Society Task Force report on the Hoehn and Yahr staging scale：status and recommendations. *Mov Disord* **19**(9)：1020-1028，2004.
2) 山本光利編：レジデントのためのパーキンソン病ハンドブック，中外医学社，2014.
3) 日本神経学会監，パーキンソン病治療ガイドライン作成委員会編：パーキンソン病治療ガイドライン2011，医学書院，2011.
4) 中馬孝容：神経筋疾患のリハビリテーション-up to date-3 パーキンソン病に対するリハビリテーション．*Jpn J Rehabil Med* **53**(7)：524-528，2016.

山田さんの その後

　運動症状は徐々に悪化し，自宅ではすくみ足が生じ転倒することも増えてきました．リハ科の受診を勧められ，外来の予約をとりました．診察時，1日の中での症状の変化や薬物治療の効果がない時間帯などについて医師から質問がありました．

　10時ごろになると動作緩慢が強くなってしまうこと，16時ごろになると疲労が強くなってしまうことを伝えました．最近は，夜，布団の中で寝返りができなくなり，朝まで同じ姿勢でいることもあり，何とかトイレに行こうと思ってもうまく布団から起き上がることができないと説明しました．また，家事は何とか行っているものの，以前のように2つのことを同時に行うことができなくなり，時間がかかってしまうと伝えました．また，家事を続けることはリハにもなると思い行っているとのことでした．

　医師からは，家事を継続していることはとてもよいことですが，時間がかかり，前傾姿勢を長時間にわたって続けており，そのままいろいろな作業をしていますと指摘を受けました．一段落ついたら，必ず体幹を伸ばすような姿勢や，肩をしっかり回すような体操を医師から勧められました．また，寝返りがうまくできるように，体幹を回旋する運動を習い，ホームエクササイズとして繰り返し行いました．パーキンソン病は疲れやすいため，必ず休憩を取りながら，家事などを行う必要があること，あるいは，家族との役割分担を考えてみる，もしくは，介護保険を導入してヘルパーに家事の一部を手伝ってもらうのはどうかと医師から提案を受けました．

　台所などの狭い場所などではすくみ足が出現してしまうので，台所の床には目立つ色のテープを貼って，それをまたぐように印をつけました．また，荷物を運ぶときは，押し車などを利用することも検討しました．一度，訪問リハを受けて，自宅での動線や環境調整の必要性について相談をすることにしました．

　普段から姿勢を意識することで，徐々に前傾姿勢は軽減し，腰痛も軽

減していきました．家族や友人に自分の疾患のことを話し，症状について理解をしてもらえるようになり，山田さんはとても安心したとのことでした．気持ちに余裕ができ，通所リハへ週に2回通うようになり，そこに来ている皆さんとのおしゃべりが楽しく思えるようになったと話しています．

02 脊髄小脳変性症

　59歳の白川清一さんは会社員で，会社ではデスクワークが中心の仕事をしています．今まで大きな病気やけがなどはなく，健康診断でも何の異常も指摘されたことはありません．

　ある夜，仲の良い同僚の田村さんらと会食した帰り，駅の階段で足を踏み外し，もう少しで転びそうになりました．そのときは何とかもちこたえたのですが，田村さんに「この頃ふらついていることが多いんじゃないか．病院でみてもらってはどうか」と言われてしまいました．白川さんは自分の運動能力には自信があり，そのおかげで転ばずに済んだと思っていたので，そのように言われてショックを受けました．「ちょっと飲み過ぎただけ」とその場は取り繕いましたが，ほとんど飲酒はしていませんでした．後でよく考えてみると，確かに，歩くときに体や頭がふらつくことが最近多いように感じます．そんな感じがするだけとも思いましたが，駅の階段では自然と手すりの近くを歩くことが多く，歩いているときに人に抜かされることも多くなったように思いました．試しに片足立ちをしてみるとうまくバランスが取れません．やはり田村さんの言うとおり病院でみてもらうほうがよいかもしれないと思い，家の近くの脳神経外科を受診しました．

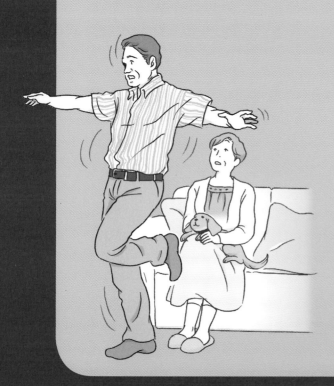

　MRIで脳梗塞，脳腫瘍，脳血管異常などは否定されましたが，小脳が少し萎縮していると医師から説明を受け，神経内科を受診することを勧められました．

脊髄小脳変性症とは？

　脊髄小脳変性症（spinocerebellar degeneration；SCD）は神経変性疾患に分類され，文字どおり脊髄や小脳が変性していく進行性疾患です．最も目立つ症状は小脳の機能低下による小脳性運動失調で，運動のコントロールがうまくできなくなります．それに加え，錐体路症状，錐体外路症状（パーキンソニズム），自律神経障害などがみられます．力が入らないというような運動麻痺や筋力低下が主となる病態ではありません．

受給者証（コラム❶）の所持者数をみることで概数がわかります．指定難病の種類は行政上決められたものですが，このうち多系統萎縮症とSCD（多系統萎縮症を除く）が，本項で述べるSCDに該当します．2015（平成27）年度末の特定医療費（指定難病）受給者証所持者数は，多系統萎縮症11,712人，SCD（多系統萎縮症を除く）26,767人の計38,479人です．実際の患者数はこの数値を若干上回ると推定されます．

 ## どんな人がなりやすいですか

　SCDは遺伝子異常により起こる場合と，原因不明の場合があります．現在は原因不明であっても，将来遺伝子異常が明らかになる可能性もありますし，遺伝子異常以外の原因が特定される可能性もあります．多くは成年期以降に発症しますが，遺伝性は全体の約3割程度といわれています．また，病型によっては地域性がみられることがあります．

　わが国の患者数は特定医療費（指定難病）

 ## どんな病態ですか

　主要な神経症状は小脳性運動失調ですが，その他，錐体外路症状，錐体路症状，自律神経障害，脊髄性運動失調などの症状がみられます．いずれの症状も緩徐進行性ですので，脳卒中のように急激に出現する症状ではありません．

（1）小脳性運動失調

　運動失調でも小脳の異常を原因とする場合

 特定医療費（指定難病）受給者証

　現在，2015（平成27）年1月1日施行の難病の患者に対する医療等に関する法律により医療費助成事業が行われており，対象者に特定医療費（指定難病）受給者証が発行されています．難病とは，原因不明で，治療方法が確立しておらず，希少で，長期療養を必要とする疾患をいいますが，このうち，患者数が一定数（人口の0.1％程度）以下で客観的な診断基準が確立している疾患を指定難病として厚生労働大臣が指定し，医療費助成の対象としています．2017（平成29）年4月現在，指定難病の数は330です．なお，2014（平成26）年までは特定疾患治療研究事業により医療費の助成が行われ，特定疾患医療受給者証が発行されていました．

を小脳性運動失調といいます．小脳は運動がスムーズに行えるように調節をしている部位です．SCDではこの小脳機能が正常に働かなくなるため，歩行，上下肢の運動，発語などに支障をきたします．

①体幹失調

歩行では，酩酊様歩行となり，身体を動揺させながら歩くようになります．歩隔（両足の横方向の間隔）は広く（つまり，足を開く状態）なりますが，これは地面に着く足底の面積を広くして安定させようとするためです．つぎ足歩行（踵と爪先を着けて両足を一直線に並べて歩く）はうまくできません．このような歩行時や起立時の動揺がみられる場合，その状態を体幹失調といいます．

②下肢の運動失調

下肢の運動失調に該当する症状では，歩行時，下肢の振り出しのコントロールができず，前へ放り出すような動きになることがあります．下肢の踵膝脛試験*1を行うと下肢の運動失調がよくわかります．膝に降ろす位置がずれる（測定異常），すね上での動きがぶれる（運動分解）などの所見がみられます．

向こう脛叩打試験では，踵で反対側のすねを一定リズムで叩いてもらいますが，このとき運動失調があると，叩く位置が一定せず，叩くリズムが不整になります．

③上肢の運動失調

上肢では，書字が下手になった（思ったところでペンを止めることができないなど），箸がうまく使えない，などの症状がみられます．診察としては，指鼻指試験*2を行います．指や鼻に触れる位置がずれる（測定異常），空中での指の動きが動揺する（運動分解），指や鼻の目標に近くなると震える（企図振戦）などの所見がみられます．

膝打ち試験*3では運動失調があると規則正しいリズムで膝を叩くことができません．

その他，実際に書字をしてもらう，紙面上で開始と終了位置を指定して線を引いてもらう（運動失調があると，引いた線が終了位置を通り越したり，手前で止まったりする），などの方法もあります．

④構音障害と嚥下障害

運動失調により，構音障害や嚥下障害がみられます．構音障害では，前後の音節がつながり，メリハリのない発音になる（不明瞭発語），声が急に大きくなる（爆発性言語），途切れ途切れの発音になる（断綴性言語），などの症状がみられます．

また，進行すると嚥下障害もみられるようになり，むせや誤嚥が出現します．誤嚥性肺炎の発症に注意が必要です．

⑤眼球運動障害・眼振

運動失調により，眼球は衝動性運動（saccadic movement）と呼ばれる運動になります．検者の指を追視してもらうと，眼球は細かく引っ掛かりながら動きます．眼振もみられます．

(2) 錐体外路症状（パーキンソニズム）

パーキンソン病と同様の症状，すなわち，動作緩慢・無動，固縮，姿勢反射障害などがみられます．歩行は小股で前傾姿勢になります．

(3) 錐体路症状

痙縮がみられ，歩行時の膝の屈曲が減少します．進行した場合，はさみ脚歩行（脚をはさみのように交叉させて歩く）がみられます．診察所見では，腱反射（深部反射）亢進，バビンスキー徴候（Babinski's sign）（足底の外

---

*1 踵膝脛試験：仰臥位で一方の踵を上げ，他方の膝の上に降ろし，その後，すねの上を足先に向かって滑らせ，足背に達したら元の位置に踵を戻す．
*2 指鼻指試験：一方の人差し指で検者が出した指に触れ，その後患者自身の鼻に触れ，さらに再度検者の指に触れる．
*3 膝打ち試験：座位で手を一側ずつ，手掌と手背で交互に素早く膝を叩いてもらう．

側を後ろから前へこすると，第1趾が背屈する）などがみられます．

(4) 自律神経障害

排尿障害，勃起障害（男性），起立性低血圧，発汗低下などがみられます．簡単には，臥位と立位での血圧変化を測定し，20 mmHg以上の低下を陽性とします．ティルトテーブルを用いて行うとより鋭敏に血圧変化を測定できますが，血圧低下による失神に注意が必要です．

(5) 脊髄性運動失調

脊髄後索の障害で起こる運動失調を脊髄性運動失調といいます．深部感覚障害が起こるため，足底からの位置覚情報が脳に伝わらず歩行時の動揺がみられます．開眼していれば身体の位置情報を視覚から脳に伝えることができるため，ある程度安定を保つことができます．このことを利用したのがRomberg（ロンベルグ）徴候です．Romberg徴候が陽性の場合，起立は開眼時には安定していますが，閉眼すると動揺し倒れてしまいます．特に暗所での歩行には注意が必要です．

どのように診断されますか

SCDは，原因不明で症状が徐々に出現し，ゆるやかに進行していきます．ここでいう原因不明とは遺伝性の場合も含みます．最も目立つ症状は小脳性運動失調です．これ以外に，錐体外路症状（パーキンソニズム），錐体路症状，自律神経障害などが加わることがあります．このような特徴を問診や病状の経過をみる過程でとらえることがまず必要です．ただし，錐体外路症状がかなり目立つ場合などは，診断に苦慮することもあります．また，病初期では特徴的な症状が出揃っていないことがあり，診断は難しくなります．画像検査では，CTやMRIで脳血管障害や脳腫瘍がないことを確認するとともに，小脳や脳幹の萎縮があることを確認します．

鑑別診断には，小脳性運動失調を起こす病態として，脳血管障害や脳腫瘍の他，アルコール中毒，ビタミンB_1，B_{12}，葉酸の欠乏，特定の薬物（フェニトインなど）の影響，炎症，甲状腺機能低下症などがあげられるので，これらを否定する必要があります．腫瘍では脳腫瘍だけでなく，身体の他の部位の腫瘍でも運動失調が起こることがあり，注意が必要です．

以上のような鑑別をしたのち，SCDと診断される場合は病型の検討を行います．症状や家族歴から遺伝性が疑われる場合は，遺伝子検査を実施するかどうかも検討します．SCDには多くの病型がありますが，病型を診断することは予後予測にも影響するので重要です．

以下に，SCDの分類と各病型の特徴を述べます．

(1) 分類

SCDは遺伝性と孤発性の2つの病型に分類されます．遺伝性は遺伝的要因が明らかなものをいい，孤発性はその他の原因不明のものをいいます．古くは神経病理学的変化に基づき，主に脊髄を障害するもの，脊髄と小脳を障害するもの，主に小脳を障害するものの3病型に分類されていましたが，現在は，遺伝子解析が発展したこともあり，遺伝性の有無にまず着目して分類します．遺伝性の場合は，遺伝子異常の型により病型が決まります．孤発性の場合は，神経症候の違いにより分類されます（表1）．

(2) 各病型の特徴

孤発性SCDの診断では，発症時期，出現する症状，進行速度などの各病型の特徴に基づいて診断をします．遺伝性SCDではその

孤発性	神経症候の違いにより分類	多系統萎縮症
		皮質小脳萎縮症
遺伝性	遺伝子異常の型により分類	優性遺伝性（SCA 3，SCA 6，DRPLAなど）
		劣性遺伝性（Friedreich運動失調症など）

表1　脊髄小脳変性症の分類

病型に特定されている遺伝子異常を同定することで診断が確定しますが，遺伝子診断の必要性を判断するには，各病型の特徴を知っておく必要があります．以下に各病型の特徴を述べます．

A．孤発性脊髄小脳変性症
①多系統萎縮症
（multiple system atrophy；MSA）
【病態】

多系統萎縮症（MSA）は小脳，大脳基底核，自律神経の3つの系統で変性が起こります．従来，小脳系を中心に変性が起こってくる病型はオリーブ橋小脳萎縮症（olivopontocerebellar atrophy；OPCA），大脳基底核系から変性が起こる病型は線条体黒質変性症（striatonigral degeneration；SND），自律神経系から変性が起こる病型はShy-Drager（シャイ・ドレーガー）症候群（Shy-Drager syndrome；SDS）と呼ばれてきました．しかし，いずれの病型も進行すると共通した病像を呈することから，現在は一括してMSAと呼ばれています．また，従来のOPCAに相当する場合をMSA-C，従来のSNDに相当する場合をMSA-Pと称して区別することもあります．これらのうち，わが国で多い病型はOPCA（MSA-C）です．

【臨床症状】

小脳性運動失調（失調性歩行と構音障害，四肢の運動失調，小脳性眼球運動障害など），自律神経障害〔排尿障害，勃起障害（男性），起立性低血圧，発汗低下など〕，パーキンソニズム（動作緩慢・無動，固縮，姿勢反射障害などの錐体外路症状），錐体路症状〔腱反射（深部反射）亢進，バビンスキー徴候など〕がみられます．

【画像所見】

小脳や橋の萎縮がみられます．また，橋に十字状のMRI T2強調像での高信号，中小脳脚のT2強調像での高信号，被殻の萎縮や外縁の直線状のT2強調像での高信号，鉄沈着

遺伝子異常

DNA（デオキシリボ核酸）がもつ遺伝情報は核酸を構成する塩基配列で決まります．塩基にはアデニン（A），グアニン（G），チミン（T），シトシン（C）の4種類があります．遺伝性SCDの多くは，原因遺伝子の翻訳領域（遺伝子座）におけるCAGの3塩基の繰り返し配列が異常に伸長することにより発症します．原因遺伝子とその翻訳領域が同定されると，新しい病型が追加されることになります．CAG繰り返し配列はアミノ酸としてはグルタミンとなるため，本症は異常に伸長したグルタミン鎖が原因であると考えられます．グルタミン鎖の異常伸長を示す，Huntington（ハンチントン）病，球脊髄性筋萎縮症と併せて，ポリグルタミン病と呼ばれることもあります．一般的に世代を経るに従ってCAGリピート数が増加し，発症年齢が早期化，また，症状が重症化する（表現促進現象）ことが知られています．

による被殻後部の低信号化などがみられます.

②皮質小脳萎縮症（cortical cerebellar atrophy；CCA）

小脳性運動失調のみがみられ，SCDの中では高齢発症で進行は緩やかです．症状としては小脳性の体幹と四肢の運動失調，構音障害が徐々に出現し，また，緩徐に進行します．画像検査では，CTやMRIで小脳虫部（小脳の中心部）や小脳半球の萎縮がみられ，経過とともに萎縮は進行します．小脳症状のみで進行が緩徐という点でSCA 6と臨床症状，経過は類似しています．このため鑑別には遺伝子検査が必要になることがあります．

B．遺伝性脊髄小脳萎縮症

遺伝性SCDは遺伝子異常の型により分類され，脊髄小脳萎縮症（spinocerebellar ataxia；SCA）の何番というように番号が振られていることが多いのですが，例外や別名がある病型もあります．多くは常染色体優性遺伝です．この中で，わが国で最も多いのはSCA 3で，その他の代表的な病型はSCA 6と歯状核赤核淡蒼球ルイ体萎縮症（dentato-rubro-pallidoluysian atrophy；DRPLA）です．

①Machado-Joseph病（Machado-Joseph Disease；MJD，マシャド・ジョセフ病，SCA 3）

優性遺伝性SCDでSCA 3ですが，番号付病型名に加え，慣例的にMJDの名称もよく使われます．MJDに特徴的な所見としては，顔面の線維束性収縮や不随意運動，びっくり眼があります．若年発症で錐体路症状とジストニア（筋緊張亢進による不随意運動）などの錐体外路症状を伴う1型，成年発症で痙縮，眼振を伴う2型，高齢発症で筋萎縮，末梢神経障害を伴う3型，パーキンソニズムを伴う4型に分類されています．

②SCA 6

優性遺伝性SCDで，小脳性運動失調のみを呈する病型です．めまい発作を認めることもあります．臨床症状と経過は孤発性の皮質小脳萎縮症に類似しています．

③歯状核赤核淡蒼球ルイ体萎縮症（dentato-rubro-pallidoluysian atrophy；DRPLA）

優性遺伝性SCDです．番号付病型名ではなく，病理学的診断名がそのまま病型名として使われています．遺伝子異常が強い場合は若年発症で進行性ミオクローヌスてんかんを伴いやすく，遺伝子異常が軽度の場合は成人発症で認知機能障害や不随意運動を伴うとされています．DRPLAの症状はHuntington（ハンチントン）病に類似することがあり，鑑別が必要になります．なお，ミオクローヌスとは複数の筋群が同時に素早く収縮する状態（ピクッと動く）をいいます．

④Friedreich（フリードライヒ）運動失調症

劣性遺伝性SCDで，欧米に多く，わが国ではまずみることはありません．後索の変性による深部感覚障害がみられ，これによる脊髄性運動失調が起こります．

⑤家族性痙性対麻痺

わが国では歴史的に家族性痙性対麻痺を脊髄小脳変性症に含んで扱われてきましたが，分類上は現在も議論のあるところです．優性遺伝，劣性遺伝を含むさまざまな遺伝形式が知られており，主症状は緩徐進行性の痙性対麻痺で，はさみ脚歩行となります．

どのように治療・リハが行われますか

(1) 治療

根治的な治療法は確立されていないので，対症療法になります．運動失調を改善する薬物としては，TRH製剤（プロチレリン酒石酸塩水和物；注射薬）とTRH誘導体のタルチレリン水和物（経口薬）がありますが，効果は

1) 歩行

壁と平行に，壁から安全な距離をとり歩く．次に，180度方向転換する．できたら，補助なしで10歩より長く，つぎ足歩行（つま先に踵を継いで歩く）を行う．
- 0：正常．歩行，方向転換，10歩より長くつぎ足歩行が困難なくできる（1回までの足の踏み外しは可）
- 1：やや困難．10歩より長いつぎ足歩行ができない．
- 2：明らかに異常．10歩より長いつぎ足歩行ができない．
- 3：普通の歩行で無視できないふらつきがある．方向転換がしにくいが，支えはいらない．
- 4：著しいふらつきがある．ときどき壁を伝う．
- 5：激しいふらつきがある．常に，1本杖か，片手での軽い介助が必要．
- 6：しっかりとした介助があれば10mより長く歩ける．2本杖か歩行器か人の介助者が必要．
- 7：しっかりとした介助があっても10m未満しか歩けない．2本杖か歩行器か人の介助が必要．
- 8：介助があっても歩けない．

2) 立位

被検者に靴を脱いでもらい，開眼で，順に①自然な姿勢，②足を揃えて（親趾同士をつける），③つぎ足（両足を一直線に，踵とつま先に間を空けないようにする）で立ってもらう．各肢位で3回まで再施行可能．最高点を記載する．
- 0：正常．つぎ足で10秒より長く立てる．
- 1：足を揃えて，動揺せずに立てるが，つぎ足で10秒より長く立てない．
- 2：足を揃えて，動揺しながらも10秒より長く立てる．
- 3：足を揃えて立つことはできないが，介助なしに，自然な肢位で10秒より長く立てる．
- 4：軽い介助（間欠的）があれば，自然な肢位で10秒より長く立てる．
- 5：常に片手で支えれば，自然な肢位で10秒より長く立てる．
- 6：常に片手で支えても，10秒より長く立てない．

3) 座位

開眼し，両上肢を前方に伸ばした姿勢で，足を浮かせてベッドに座る．
- 0：正常．困難なく10秒より長く可能．
- 1：わずかに困難で，ときどき動揺がある．
- 2：常に動揺しているが，介助なしで10秒より長く可能．
- 3：軽い介助（間欠的）で10秒より長く可能．
- 4：ずっと支えなければ10秒より長く座位を保持することが不可能．

4) 言語障害

通常の会話で評価する．
- 0：正常．
- 1：わずかな言語障害が疑われる．
- 2：言語障害があるが，容易に理解できる．
- 3：ときどき，理解困難な言葉がある．
- 4：多くの言葉が理解困難である．
- 5：かろうじて単語が理解できる．
- 6：単語を理解できない．

5) 指追い試験

被検者は楽な姿勢で座ってもらい，必要があれば足や体幹を支えてよい．検者はその前に座る．検者は，被検者の指が届く距離の50%の位置に，自分の人差し指を示す．被検者に，被検者の人差し指で，検者の人差し指の動きに，できるだけ早く正確についていくように命じる．検者は被検者の予測できない方向に，2秒かけて，約30cm人差し指を動かす．これを5回繰り返す．被検者の人差し指が，正確に検者の人差し指を示すかを判定する．5回のうち最後の3回の平均を評価する．
- 0：測定障害なし．
- 1：測定障害がある．5cm未満．
- 2：測定障害がある．15cm未満．
- 3：測定障害がある．15cmより大きい．
- 4：5回行えない．

(注)原疾患以外の理由により検査自体ができない場合は5とし，平均値，総得点に反映させない．

表2 SARA (Scale for the Assessment and Rating of Ataxia) 日本語版 （つづく）

（つづき）

6）鼻-指試験

被検者は楽な姿勢で座ってもらい，必要があれば足や体幹を支えてよい．検者はその前に座る．検者は，被検者の指が届く距離の90％の位置に，自分の人差し指を示す．被検者に，人差し指で被検者の鼻と検者の指を普通のスピードで繰り返し往復するように命じる．運動時の指先の振戦の振幅の平均を評価する．
- 0：振戦なし．
- 1：振戦がある．振幅は2cm未満．
- 2：振戦がある．振幅は5cm未満．
- 3：振戦がある．振幅は5cmより大きい．
- 4：5回行えない．

（注）原疾患以外の理由により検査自体ができない場合は5とし，平均値，総得点に反映させない．

7）手の回内・回外運動

被検者は楽な姿勢で座ってもらい，必要があれば足や体幹を支えてよい．被検者に，被検者の大腿部の上で，手の回内・回外運動を，できるだけ速く正確に10回繰り返すよう命じる．検者は同じことを7秒で行い手本とする．運動に要した正確な時間を測定する．
- 0：正常．規則正しく行える．10秒未満でできる．
- 1：わずかに不規則．10秒未満でできる．
- 2：明らかに不規則．1回の回内・回外運動が区別できない，もしくは中断する．しかし10秒未満でできる．
- 3：きわめて不規則．10秒より長くかかるが10回行える．
- 4：10回行えない．

（注）原疾患以外の理由により検査自体ができない場合は5とし，平均値，総得点に反映させない．

8）踵-脛試験

被検者をベッド上で横にして下肢が見えないようにする．被検者に，片方の足を上げ，踵を反対の膝に移動させ，1秒以内ですねに沿って踵まで滑らせるように命じる．その後，足を元の位置に戻す．片方ずつ3回連続で行なう．
- 0：正常．
- 1：わずかに異常．踵はすねから離れない
- 2：明らかに異常．すねから離れる（3回まで）
- 3：きわめて異常．すねから離れる（4回以上）
- 4：行えない（3回ともすねにそって踵をすべらすことができない）

（注）原疾患以外の理由により検査自体ができない場合は5とし，平均値，総得点に反映させない．

（佐藤・他，2010[1]）を一部改変）

限定的です．なお，TRHとは甲状腺刺激ホルモン放出ホルモン（thyrotropin-releasing hormone）で，視床下部から分泌され下垂体前葉に作用するホルモンです．めまい発作にはアセタゾラミドが投与されることがあります．パーキンソニズムに対してはパーキンソン病治療薬のレボドパが用いられることがありますが，多くの場合，パーキンソン病ほどの効果は期待できません．自律神経症状の起立性低血圧にはミドドリン塩酸塩，アメジニウムメチル硫酸塩，ドロキシドパなどの内服や下半身の圧迫帯（腹帯や弾性ストッキング）装着などが行われます．排尿障害に対しては，低活動型の排出障害にはα₁受容体遮断薬，コリン作動薬が，導尿など過活動型（蓄尿障害）には抗コリン薬が用いられます．錐体路症状の痙縮には筋弛緩薬（チザニジン塩酸塩，ダントロレンナトリウム水和物など）が用いられますが，家族性痙性対麻痺のような重度の痙縮に対しては，ボツリヌス毒素療法や髄腔内バクロフェン療法も検討の対象になります．

根治療法が確立されていないため，SCDでは生活状況を改善するためのリハが重要です．

（2）運動失調の評価

SCDの中核症状である運動失調の評価法には，ICARS（International Cooperative Ataxia Rating Scale）やSARA（Scale for the Assessment and Rating of Ataxia）[1]があります．項目数がICARSの3分の1程度で，比較的簡便に使用できるSARAを表2に示します．この評価は神経診察を体系化および数値化したものととらえることができ，どちらかといえば

機能障害（impairment）を主に評価したものです．このため，ADLについての評価が別に必要です．

ADLの評価として一般的によく用いられている評価法には，Barthel indexやFIM（Functional Independence Measure；機能的自立度評価法）があります．

（3）リハビリテーション
①基本的事項

SCDでは運動障害のため，運動量が少なくなりがちであり，廃用症候群をきたしやすくなります．このため，SCDのリハでまず重要なことは廃用症候群の予防です．病初期の軽症のうちから運動習慣をつけるように指導することが大切になります．

また，進行した場合は，手すりや固定された支えになるものを用いるなどして安全に運動できる方法を指導することも重要です．立位での運動が困難になった場合は，椅子に座っての運動や臥位での運動を指導します．病状の進行を考えて，病初期から，椅子やマットでの運動も取り入れて運動プログラムを作ることが勧められます．廃用症候群では，下肢近位筋（腸腰筋など）の筋力低下が起こりやすいため，しゃがみ立ち運動などが特に勧められます．

また，廃用症候群に関係なく，運動失調を補う手段として筋力は必要であり，筋力が十分にあるほうがよいことは明白です．このため，筋力増強訓練も大切です．

②運動失調に対するリハビリテーション

運動失調に対するリハは，運動反復が基本となります．SCDでは小脳の変性のため運動学習能力が低下していますが，進行した重度の状態でない限り，運動反復により運動機能の改善が期待できます．たとえば，上肢の動作を10回繰り返すと，最初は運動分解が高度であっても，終盤では運動分解の程度が改善し，一定のところに集約することが報告されています．また，1カ月間の集中リハ（理学療法と作業療法）により運動失調が改善し，その効果が数カ月続くことも報告されています．構音障害に対しても反復訓練が基本です．嚥下障害に対しては，頸部や舌の運動訓練を行うほか，誤嚥を防ぐために食形態の工夫が必要になります．

SCDは病型により程度は違っても進行性疾患ですので，長期的にみると症状の進行は避けられませんが，その中でも多少なりとも運動失調の症状軽減を図り，活動と参加を向上させることができれば，それは価値のあることと考えられます．以下に運動失調に焦点を当てたリハを紹介します．

【おもり負荷・弾性帯装着】

脊髄小脳変性症では筋力低下がほとんど起こらないため，この保持された筋力を利用して運動失調を軽減させる方法が考案されています．両足に数百gのおもりをつけると歩行が安定します．大腿部や体幹下部を弾性帯で緊縛しても歩行が改善することがあります．また，手首におもりをつけることで，上肢の運動失調を改善させることも可能です．これらの理由として，筋，腱，関節などにある固有受容覚（身体各部の相対的位置関係を感知する機能）を刺激し，それが小脳機能に好影響を及ぼすためと考えられています．

【足底板】

SCDでは歩行時に両足の間隔（歩隔）を広げるようにして歩くことが多いですが，足底板を用いてさらに底面積を広げて安定化しようとする手法です．たとえば，後ろへ突出した足底板や側方に突出した足底板を靴の接地面に取り付けます．

【歩行器や車椅子】

後ろへ戻らないようにカムをつけた車椅子やおもりを負荷した歩行器を利用すると，立ったり歩いたりするときにバランスが乱れ

るのを抑制する効果が期待できます．

【ヘッドギア】

これは転倒したときの頭部外傷を防ぐために用いるものですが，転倒を繰り返すときは必要になります．

【住宅環境の整備】

転倒を防止するために，玄関の段差をなくしたり，廊下，浴室，階段などに手すりを設置したりします．階段の滑り止めも必要です．ふらついたときにつかまろうとすることがあるため，不安定な家具などは固定が必要です．廊下，浴室，階段はどの人も気を付ける場所ですが，意外と盲点となるのは居間です．居間には不安定な家具が多く，また，過ごす時間が長いことが多いからです．居間の家具も簡単に滑らないようにする工夫が必要です．

 ## 予後はどうですか

予後は病型によって大きく異なります．

多系統萎縮症は小脳症状だけでなく自律神経障害，錐体外路症状も加わるため，予後はよくありません．発症後5年で車椅子が必要になり，8〜10年程度で臥床状態になることが多いです．夜間の喘鳴（ぜんめい）や睡眠時無呼吸に注意が必要で，突然死も起こり得ます．

皮質性小脳萎縮症は小脳症状のみで進行が緩徐なため，予後は比較的良好です．

遺伝性SCDでは経過はさまざまです．小脳症状のみのSCA6では進行は緩徐であり，予後は比較的良好です．その他の病型では，一般に世代を経るごとに遺伝子異常が強くなり，発症年齢が早まり，また，重症化する傾向があります．これを表現促進現象と呼びます．

（生駒一憲）

文献

1) 佐藤和則，佐々木秀直：新しい小脳性運動失調の重症度評価尺度(SARA)-SARA日本語版を中心に．神経内科 **73**(6)：586-590, 2010.

白川さんの その後

　脳神経外科で勧められたとおり神経内科を受診したところ，検査入院が必要と言われました．仕事はできているため，入院まではどうかと思いましたが，医師の勧めに従って入院することにしました．検査は運動失調を起こす特定の原因がないかどうかを中心に検査が行われたようです．医師からの説明では，運動失調を起こす病気としては，脳血管障害，脳腫瘍，アルコール中毒，ビタミンB_1，B_{12}，葉酸の欠乏，特定の薬物の影響，炎症によるもの，甲状腺機能低下症などがあるようです．もともと飲酒は同僚より少ないほうですし，栄養状態もよく，血液検査でも異常はありませんでした．脳腫瘍だけでなく，体の他の部位の腫瘍でも運動失調が起こることがあるとのことで全身の検査をしましたが，腫瘍はありませんでした．以上の結果と合わせて，医師からは脊髄小脳変性症と診断されました．症状は小脳症状のみであり，仕事は今までどおり行ってよく，また，安全にできる範囲で運動に努めることが重要との説明を受けました．その病院のリハ科に紹介され，そこで，日常の運動についてアドバイスをもらいました．一応今後の道筋はつきましたが，脊髄小脳変性症は白川さんにとっては初めて聞く病名で，しかも難病に指定されていると聞かされ，少々不安になりました．

　退院後にインターネットで調べてみると，病型によっては進行が早いことがあり，また，遺伝による場合があると書かれていたので，医師にもう一度確認をしました．医師からは，小脳症状のみで，MRIでも脳幹の萎縮はなく小脳の萎縮しかみられないこと，血縁関係の人に同様の症状がないため遺伝性の可能性は低いことなどから，病型は皮質小脳萎縮症と診断できることを説明されました．しかし，同様の症状を示すSCA6などの遺伝性脊髄小脳変性症を完全に否定するためには遺伝子検査が必要とも説明されました．不安は完全に解消されたわけではありませんが，運動習慣をつけるなど今できることを着実にしていくことに決め，仕事を続けています．

MEMO

03 筋萎縮性側索硬化症

　54歳の桑田宗介さんは会社員で，これといった大きな病気をしたことがありませんでした．部長に昇進し仕事が忙しくなりましたが，健康にはもともと自信があったため，少々の無理は大丈夫と思っていました．半年くらい前から肩こりがひどくなりましたが，疲れのせいだろうと考えていました．
　あるとき，右手に力が入りにくく字が書きづらいことに気づき，近所の整形外科医院を受診しました．頚椎の障害を疑われ，レントゲン写真を撮影されましたが，特に問題はないので様子をみるように言われました．さらに半年くらい経ちましたが，右手の状況は改善せず，むしろ右手の肉がやせていることに気づきました．さらに歩くときにつまずきやすくなっていることに気づきました．
　もう一度，整形外科医院を受診したところ，大きな病院で詳しく調べてもらったほうがよいといわれ，地域の総合病院を紹介されました．そこの整形外科では頚椎のMRI検査を受けましたが，明らかな異常はないとのことで，神経内科を紹介されました．神経内科に検査入院し，ひと通り検査が終わってから，「ご家族も一緒においでください」と言われ，主治医から説明を受けました．その結果は，「運動ニューロン疾患とよばれる病気が疑わしい．筋萎縮性側索硬化症かもしれない」とのことでした．病気の説明を受けた桑田さんは，その内容に愕然としました．

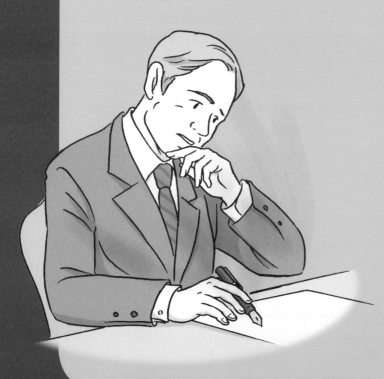

筋萎縮性側索硬化症とは

筋萎縮性側索硬化症（amyotrophic lateral sclerosis；ALS）は，大リーガーのルー・ゲーリッグが発症したことから，ルー・ゲーリッグ病としても知られています．

 どんな人がなりやすいですか

ALSのうち5％は家族性といわれていますが，残りは孤発性と考えられています．地域性のものとして，グアム島や紀伊半島にみられるALS and Parkinsonism dementia complex*が有名で，和歌山県にはALS多発地区が存在します．

一般にALSの発生には人種差，地域差は明らかではないとされており，人口10万人あたり罹患率が1.1～2.5人，有病率が7～11人とされています．平均発症年齢は60～70代とされていますが，少ないながら10代でも発症する例はあります．男女比は，1.3～1.4対1で男性にやや多いとされています．発症年齢は1970年代には平均が50代でしたが，それ以降，徐々に上がってきたとされています．

 どんな病態ですか

進行性の神経変性疾患で，上位運動ニューロンと下位運動ニューロンの選択的な脱落が主な病態です．

病変部位は，1次運動野から脳幹，脊髄に及びます．病名の「筋萎縮性」とはその名の通り，神経脱落による筋萎縮を示します．「側索硬化症」とは，皮質脊髄路が通る脊髄側索が変性し，グリオーシスが起こることにより，その組織が硬化することを示します．

症状は，多くの症例で特に誘因なく筋力低下が起こることから始まります．その筋力低下が始まる部位は，四肢が最も多く，咽喉頭筋がそれに続きます．数は少ないですが，それらの筋に先行して呼吸筋麻痺を生じ，2型呼吸不全（コラム❶）で発症する例もありま

 コラム❶ 2型呼吸不全

呼吸不全とは，酸素を末梢組織に十分に送れなくなった状態であり，室内気吸入時の動脈血酸素濃度が60 torr以下に低下することが基準とされています．呼吸不全には，動脈血二酸化炭素濃度が上昇しない（45 torr以下）1型呼吸不全と，上昇する（45 torrを超える）2型呼吸不全があります．2型呼吸不全は肺胞低換気が原因であり，ALSで起こる呼吸不全はこのタイプになります．

---

*ALS and Parkinsonism dementia complex：ALSが紀伊半島の特定の地域に多発することは古くから知られていました．家族歴が多くの症例にみられることも特徴です．ALSの症状，パーキンソン症状，認知症がみられますが，その度合は症例によりさまざまとされています．

す．四肢の筋力低下は，初期は概して左右非対称であり，近位筋にも遠位筋にも生じることがあります．筋力低下は徐々に進行し，やがて四肢の自動運動は困難になります．咽喉頭筋が筋力低下をきたせば，構音障害が先行し嚥下障害が加わることが一般的です．

筋力低下以外の症状には，線維束攣縮と呼ばれる筋の不随意運動や痙縮などがあります．これらの症状はいずれも進行性であり，自然経過では中央値20〜48カ月で主に呼吸不全で死に至りますが，経過には個人差がかなり大きいとされています．

他の運動ニューロン疾患

ALSでは，進行性の上位および下位運動ニューロン障害を複数の身体部位で認めることが基本です．しかし，症状の現れ方，経過はさまざまで，ALSと診断されない多くの亜型があります．次にその例をあげます．

①進行性筋萎縮症
（progressive muscular atrophy）

下位運動ニューロン障害のみがみられ，上位運動ニューロン障害がみられないものをいいます．四肢から始まることが一般的で，進行性です．約半数はその後，上位運動ニューロン障害を合併し，典型的なALSの病像に移行します．

②原発性側索硬化症
（primary lateral sclerosis；PLS）

上位運動ニューロン障害のみを示す変性疾患です．まれな疾患で，緩徐進行性の痙性麻痺を呈します．これに後から下位運動ニューロン障害が加わればALSということになりますが，いずれにしても通常のALSよりは経過が長いという特徴をもっています．

③進行性球麻痺
（progressive bulbar palsy）

文字通り，進行性の球麻痺のみを呈する疾患です．腫瘍，多発性硬化症など他の原因を除外することが必要です．一般に筋萎縮性側索硬化症に移行することが多いとされています．

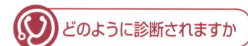
どのように診断されますか

ALSの診断は，まず臨床所見に基づいて行われます．ALSの病態は上位運動ニューロンと下位運動ニューロンの選択的な脱落と前述しましたが，本疾患の診断には上位，下位の運動ニューロン障害の所見が存在するか，そしてその広がりはどうかが重要となります（表）．また，筋力低下をきたす多くの疾患が鑑別疾患にあがりますが，それらを除外することが重要です．

	脳神経	頚髄	胸髄	腰仙髄
部位	顎，顔面，口蓋，舌，喉頭	頚部，上肢，横隔膜	腹筋，背筋	下肢
上位運動ニューロン	下顎反射，仮性球麻痺，口とがらし反射	腱反射亢進，ホフマン（Hoffmann）反射，筋トーヌス亢進	腹壁反射の消失，筋トーヌス亢進	腱反射亢進，足底反射背屈，筋トーヌス亢進
下位運動ニューロン	筋力低下，筋萎縮，線維束攣縮			

表 運動ニューロン障害の主な症候

(1) 臨床所見
①筋力低下，筋萎縮

四肢の筋力低下，筋萎縮が認められ，それらは進行性です．脳神経領域では舌筋の筋萎縮が特徴的です．舌の運動低下も認められることがあります．前述したように，左右非対称で近位筋にも遠位筋にも起こることがありますので，まず徒手筋力検査で筋力低下の範囲，程度を調べることが重要です．また，筋萎縮についても観察が必要です．

②線維束攣縮（fasciculation）

線維束攣縮とは，皮膚の上からも見ることのできる筋肉の自発的な収縮です．細かい収縮運動で，その間隔は不規則であり，短時間で消失します．ALSでは舌の線維束攣縮がよく認められます．これを観察するには，開口させ，舌を突出させずに静止時の舌を見ます．これは筋力低下，筋萎縮とともに下位運動ニューロン障害で出現しますが，筋力低下，筋萎縮を伴わない場合，あまり病的意義はないとされています．

③痙縮

痙縮は上位運動ニューロン障害による筋緊張の亢進です．四肢に出現する可能性があります．

④深部腱反射

深部腱反射の亢進や病的反射が認められれば，上位運動ニューロン障害の存在を支持する所見になります．

⑤認知機能障害

臨床的に明らかな認知症がみられる症例はおよそ2割です．進行とともにその率は増加するとされています．

(2) 検査
①電気診断

本疾患の診断に，臨床所見とその経過は重要ですが，電気診断はそれを補完する重要な検査であり，診断に不可欠といえます．

電気診断として，神経伝導検査（コラム❷）と針筋電図（コラム❸）が行われますが，その目的は下位運動ニューロン障害の有無および病変の広がりについての証拠を得ること，および他の疾患を鑑別することです．電気診断の診断基準としては，1994年に提唱され2000年に改訂されたEl Escorial基準が有名で，一般に用いられています．これは，病変の広がりに応じてpossible, probable, definiteと診断の確かさを段階付けしています．また，最近はEl Escorial基準を少し変更した淡路基準も用いられています．

・**神経伝導検査**：ALSの場合，前角細胞の脱落による軸索変性があるため，運動神経伝導検査では複合筋活動電位の振幅低下がみられることがあります．一方，運動神経伝導速度は低下しないか軽度の低下で，どんなに下がっても正常下限の70%未満にはならないとされています．感覚神経伝導検査には異常は

コラム ❷　神経伝導検査

神経を電気刺激して神経や筋の活動電位を誘発することにより，末梢神経における活動電位の伝播様式を検査する方法です．誘発電位が起こるまでの時間（潜時）から神経伝導速度を算出し，また誘発電位の大きさ（振幅）を計測することにより，神経線維が脱落しているのか，脱髄により伝導障害が起きているのかを推定します．運動神経と感覚神経について行われます．

認められません．

・**針筋電図検査**：針筋電図では，活動期の脱神経の所見として安静時の線維自発電位（fibrillation potential），陽性鋭波（positive sharp wave）が，脱神経後の神経再支配，すなわち慢性期の所見として随意収縮時の高振幅の多相運動単位活動電位および最大収縮時の干渉波の減少が認められますが，El Escorial基準では活動期と慢性期の両方の脱神経所見が認められることが必要とされています．さらに，脳幹，頚髄，胸髄，腰髄の4つの領域のうち2つの領域以上に脱神経が広がっていることが診断には必要とされています．脳幹の被検筋は，舌筋や上部僧帽筋，胸鎖乳突筋などで，胸髄は傍脊柱筋が選択されます．

線維束電位（fasciculation potential）（コラム❹）については，淡路基準では活動期の脱神経と同様に診断上重視されています．

②**画像診断**

ALSに特異的な画像所見はありません．むしろ，鑑別疾患を除外するために用いられます．

③**血液・生化学検査**

血清クレアチンキナーゼ（creatine kinase；CK）が上昇することがありますが，正常上限の10倍以内とされています．それ以上に上昇している場合は，筋疾患などその他の疾患の可能性が高くなります．ほかに，ALT，AST，LDHなども上昇することがあります．

 ## どんな治療が行われますか

（1）初期の治療

①告知

治療に先駆けて問題になるのは，告知です．告知は，患者本人と家族に同時に行うことが基本とされています．本人に告知がなされないのは，重度の認知症などで理解力に問題がある場合，精神的に告知を行うことが希死念慮などにつながる危険が高いと判断される場合，進行した悪性腫瘍などで余命が短い場合，かなりの高齢の場合などです．

告知の内容は病名のみでなく，起こっている障害，これから起こりうる障害，治療のオプション，治療を選択した場合と選択しなかった場合に起こりうること，そしてその場合に家族が行わなければならないこと，社会資源の利用などが含まれます．

告知の際は，かなりの内容を伝えなければならないため，一度にすべてを伝えるか，本人や家族の理解や受け入れ状況をみながら段階的に伝えるかについては，それぞれの長所・短所があります．しかし，いずれにせよ疾患の全体像を伝えることは，本人が呼吸，嚥下

 針筋電図

末梢神経から筋にかけての障害を検索する臨床検査法です．骨格筋に針電極を刺入しその電位を記録するもので，安静時，弱収縮時，最大収縮時において，その波形を判断します．安静時に陽性鋭波や線維自発電位がみられれば，比較的最近，脱神経が起こった可能性があると考えられます．弱収縮時に多相性の高振幅の運動単位活動電位がみられれば，脱神経から時間が経過して神経再支配が起こったと推定されます．最大収縮時において波がまばらになる（干渉波の減少）場合は運動単位の減少を疑います．いずれも下位運動ニューロン障害を支持する所見であり，ALSの診断では，急性の脱神経と慢性の脱神経の両方の所見が必要とされています．

などの問題において自己決定をするうえで必要不可欠です．

②薬物療法

ALSは進行性の疾患で，臨床経過を改善する薬剤はいくつか提唱されていますが，現在わが国で認可されているのは，リルゾールとエダラボンです．これらの薬は，神経を保護し，疾患の進行を遅らせるとされています．しかし，効果は限定的で，いずれにせよ症状は進行していきます．

経過中に，こむらがえり，痙縮，痛みなどが出現することがあり，薬物療法で症状を緩和できる可能性があります．また，うつ状態，便秘，唾液分泌過多などについても対症療法的に薬剤が使用されることがあります．

(2) 進行期の治療とリハビリテーション

①四肢・体幹の運動障害

四肢の麻痺の進行に伴い，動作能力が低下します．安全な移動手段，姿勢・ADLを維持することを目的として，必要に応じて理学療法，作業療法を導入します．また，頚椎装具，下肢装具が用いられることもあります．歩行が困難になれば，車椅子など移動手段の確保を行います．麻痺が重度になれば，拘縮予防のために四肢の他動運動を行います．

②呼吸障害

ALSの呼吸障害は，呼吸の筋力低下による肺胞低換気です．すなわち，横隔膜の筋力低下により，換気が十分に行えないことが原因で，進行すると2型呼吸不全になります．呼吸障害の進行は，努力肺活量，咳のピークフロー，動脈血酸素飽和度などで評価します．

・**換気障害の治療**：進行する呼吸筋力低下に対して呼吸筋力強化は無効であり，最終的には人工呼吸器に依存せざるを得ません．人工呼吸器を使用するかどうかは，患者本人の選択であり，必要な状況に至る前に説明と意思確認が行われていなければなりません．最近のガイドラインでは，最初に非侵襲的陽圧換気療法（noninvasive positive pressure ventilation：NPPV）（コラム❺）を用いることを推奨しています．呼吸不全は夜間から始まることがほとんどで，その場合，まずは夜間のNPPVが開始されます．その後，段々昼間にも低換気がみられるようになるため，装着時間が延長されます．NPPVの有効性が維持されるには咽喉頭筋の麻痺がないか，軽度であることが必要です．もし，人工呼吸器で送気された空気が肺に入らずに漏れてしまうようになれば，NPPVでは十分な換気ができなくなります．ALSでは球麻痺は必発なので，いずれNPPVは無効となります．その際に，気管切開を行って人工呼吸器療法を継続するか，それ以上の延命を求めず緩和的なケアを求めるかは患者本人の選択になります．NPPVによる延命は平均半年といわれており，その間，気管切開について考える時間的猶予が与

線維束電位 (fasciculation potential)

線維束攣縮に対応する安静時電位です．1つの運動単位に属する筋線維の一部または全部が不規則に発火すると考えられています．線維束攣縮は皮膚表面から観察できるものもありますが，深部の筋線維由来のものでは皮膚表面から観察することができず，線維束電位がその証拠となる場合があります．

えられますが，もし球麻痺が先行するタイプであれば，当初からNPPVは無効で気管切開についての決断が求められることになります．

・**肺・胸郭の可動性の維持**：もう1つNPPVを含めた人工呼吸療法に必要なのは，肺・胸郭の可動性を維持することです．呼吸筋力低下により深呼吸ができなくなるため，胸郭に拘縮が起こってきます．無気肺ができる可能性もあります．これを予防するためには，人工的に深吸気を行わせることが必要で，救急蘇生バッグなどで空気を送り込むことが必要です．次に述べる機械による咳介助（コラム❻）でも早くから十分な圧で使用すれば，拘縮予防になると考えられます．

・**去痰困難への対応**：吸気筋の障害で十分な空気が吸えないこととともに，呼気筋の筋力低下により排痰が困難になります．気管の上部，下咽頭まで上がってきた痰については吸引が有効ですが，咳嗽力の低下からそこまで痰を移動させることが難しい場合は，徒手による咳介助，あるいは機械による咳介助（mechanical insufflation-exsufflation；排痰補助

非侵襲的陽圧換気療法
（noninvasive positive pressure ventilation；NPPV）

気管挿管や気管切開をせずに，鼻マスクなどで行う人工呼吸を指します（図）．気管切開下人工呼吸より合併症が少なく，QOLが高いとされています．NPPVには患者の協力が不可欠で，十分な気道クリアランスを得ることや咽喉頭機能が維持されていることも必要です．咽喉頭機能が低下すれば，リークが多くなりNPPVでは十分な換気を維持することができなくなります．

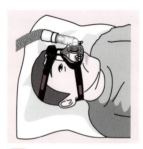

図　NPPV

機械による咳介助
（mechanical insufflation-exsufflation；MI-E）

MI-Eは，カフ・マシーン，排痰補助装置とも呼ばれ，肺に空気を送り込んだ後に直ちに陰圧に切り替えることにより咳を補助するか代用する機械です（図）．フェイスマスクでも気管切開でも使用することができます．呼吸筋力低下による不十分な咳が適応であり，ALSもよい適応となります．

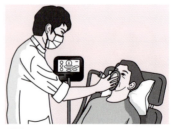

図　機械による咳介助

装置）が有効です．痰がつまることは，ときとして致命的になりますから，家族がその手技を習得し，十分な対策をしておくことが必要です．

③嚥下障害・栄養障害

ALSでは嚥下障害も必発であり，進行に伴い誤嚥，窒息の危険が増えるとともに，栄養障害をきたします．必要に応じて嚥下造影検査（VF）など評価を行い，摂食体位や食形態の調整を図ります．経口摂取で十分な栄養が確保できないときは経管栄養を考慮します．安定的に栄養，水分，薬剤を投与するルートを確保し，NPPVや経口摂取の妨げにならないことより胃瘻造設が検討されます．嚥下障害は呼吸障害と同時期に起こりますが，呼吸障害が進行すると胃瘻造設術のリスクが上昇するため，それぞれの障害の程度をみながら造設時期を検討します．

④構音障害

構音障害が進行すると音声でのコミュニケーションが困難となります．残された動きを利用してコミュニケーションをとるために，文字盤やさまざまなコミュニケーションエイドが用いられます．

予後はどうですか

前述したように，自然経過では発症から2〜4年で死亡します．10年以上生存する例は数％といわれています．

NPPVでは限られた延命効果しかなく，気管切開下人工呼吸をすれば長期に生存することができます．その状態でも麻痺は継続して進行します．その場合でも意識，認知は保たれている場合が多く，外眼筋のみの運動が残存した閉じ込め症候群のような状況になる場合もあります．ときとして，外眼筋も麻痺をきたす場合があります．

（花山耕三）

文献

1) 清水俊夫：筋萎縮性側索硬化症における電気生理学的診断．臨神生 **41**：94-102，2013．
2) 日本リハビリテーション医学会監：神経筋疾患・脊髄損傷の呼吸リハビリテーションガイドライン，金原出版，2014．
3) 日本神経学会監：筋萎縮性側索硬化症診療ガイドライン2013，南江堂，2013．

桑田さんのその後

　桑田さんの症状は徐々に進行し，腕が上がらなくなり，歩行も不安定になってきました．会社は退職しました．呂律が回らなくなり，食べ物の飲み込みにくさが感じられるようになってきましたが，普通の食事をとることは可能でした．病院で検査を受け，肺活量が少なくなっていると指摘され，今後さらに筋力が低下していくこと，呼吸障害，嚥下障害などの問題が出てくることとその対処について再度説明されました．

　そこで，桑田さんはNPPVを行うことにしました．気管切開するかどうかはすぐに決めなくてもよいと言われました．リハビリテーション（以下，リハ）科では，痰を出すための徒手的な介助の仕方や，排痰補助装置の使用法を家族とともに習いました．また，四肢の拘縮予防のための他動運動も理学療法士より指導されました．最初は夜間のみNPPVを使用し，排痰補助装置は1日に1セット行い，痰がからむときは適宜使うようにしました．吸引器もレンタルしました．介護保険を申請し，訪問看護，訪問リハが導入されました．移動は車椅子で介助が必要でしたが，通院が大変になってきたため，近くの医院に転医し往診してもらうようになりました．

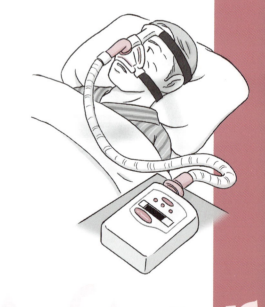

　食事は家族の介助で食べていましたが，飲み込むことがだんだん困難になり，水でむせるようになってきたため，病院で嚥下造影検査を受け，食べ物の工夫について指導を受けました．しかし，それもだんだん困難になり，体重減少も著明になってきたため，入院して胃瘻造設術を受けました．

　桑田さんは今のところ，気管切開は希望していません．

MEMO

04 多発性硬化症

　30歳の松井智美さんは，今まで大きな病気はしたことがありません．昨日から物が二重に見えるようになりました．片眼だけで見ると1つに見えますが，両眼だと二重に見えて歩くのにも不自由です．家族には，眼の動きがおかしいのではないかと言われました．様子をみていたのですが，よくなる気配がないため，近くの眼科を受診しました．視力や眼圧には異常はありませんでしたが，眼科の医師からは左右両方の眼球運動障害があると言われました．原因として脳の異常が疑われると言われ，神経内科の受診を勧められたので紹介状をもらい，県立病院の神経内科を受診しました．

　そこで，力が入らないことや視力が落ちたことがこれまでなかったかなど，いろいろ聞かれました．思い出してみると，半年前に左手が動きにくいことがあったものの，利き手ではなく生活に困るほどではなかったので様子をみていると，そのうち元に戻っていました．医師からはそれは重要な症状だったかもしれないと言われました．眼の動きだけでなく，顔や手足の動き，感覚などの診察を受けた後，MRIをとりました．造影検査も追加されました．MRIの結果，脳のいろいろな場所に白い斑点があり，造影後の画像では脳の中心部に白くなっている場所がありました．医師からは脳の中心部は橋という場所で，これが今回の病巣で，他の白い斑点は過去にできた病巣であると説明されました．多発性硬化症が疑われると言われ，すぐに入院して治療を受けることになりました．急に起こった脳の病気ということなので，脳卒中の心配はないか質問しましたが，脳卒中とは別の病気とのことでした．

　入院し，血液検査，髄液検査，テレビ画面を見て脳波をとる検査（後でVEPという検査であることを教えてもらいました）などをした後，ステロイドパルス療法といわれる点滴をすることになりました．1週間ぐらい経つと，眼が見えやすくなり，物が1つに見えるようになりました．医師から多発性硬化症との診断が正式にされ，退院となりました．

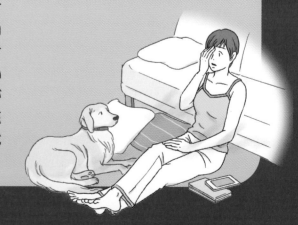

多発性硬化症とは❓

多発性硬化症（multiple sclerosis；MS）は中枢神経系（脳と脊髄）の慢性炎症性脱髄疾患で，時間的，空間的に病変が多発することが特徴です．脱髄疾患とは有髄神経の神経線維を取り巻いている髄鞘が障害される疾患をいい，多発性硬化症では中枢神経にある髄鞘に病変が生じます．「多発性」の意味するところとして，時間的なものと空間的なものの両者があります．時間的に病変が多発するというのは，1回だけではなく，時間の経過とともに繰り返し病変が生じるということです．その時間経過の長さは，月や年の単位になります．空間的に病変が多発するというのは，決まった1カ所に病変が繰り返し生じるのではなく，さまざまな部位に病変が生じるということです．つまり，あるとき右の脳室周囲に脱髄病変が生じ，これが改善しても，数カ月後に今度は左の大脳皮質直下に脱髄病変が生じる，という経過になります．

なお，視神経と脊髄に脱髄病変を生じる視神経脊髄炎（neuromyelitis optica；NMO）という病態があり，従来，再発しない場合はDevic（デビック）病と呼ばれ，再発するものはMSの亜型と考えられてきました．しかし，現在では免疫学的な検討結果などから，NMOは再発の有無に関係なく，MSとは別の疾患と考えられています．ここで注意しなければいけないのは，脊髄と視神経に脱髄病変があればすぐにNMOと診断されるのではなく，免疫学的異常や臨床症状も加味してNMOと診断されることです．MSでも視神経と脊髄に脱髄病変が生じますので，これらの点に注意が必要です．最近はNMOをさらに広い概念でとらえ，NMO spectrum disorder（NMOSD）と呼ぶこともあります．

以上のようにMSとNMOは異なる疾患ですが，わが国では指定難病の分類上，多発性硬化症（MS）と視神経脊髄炎（NMO）をまとめて1つの疾患群としています．ここではMSについて主に述べ，適宜NMOについても触れることとします．

どんな人がなりやすいですか

MS/NMOは指定難病であり，この特定医療費（指定難病）受給者証の所持者数をみることでおおよその患者数がわかります．2015（平成27）年度末の所持者数は19,645人（人口10万 対 15）で，特定疾患医療受給者証所持者数のこれまでの推移をみると一貫して増加していることがわかります（図）（受給者証については，p13コラム参照）．

MSの発症には地域差があり，世界的にみるとアメリカ北部，カナダ南部，ヨーロッパ中北部などで有病率が高く（人口10万 対 30〜200），日本を含むアジア諸国，アフリカ，南アメリカ北部などでは有病率は低いとされています．日本国内では北緯37度以北の地域のほうがそれより南の地域よりも有病率が高いといわれています．発症は20歳代後半に多く，全症例の約8割が15〜50歳に発症します．また，性差では男性よりも女性に多いのも特徴です．

どんな病態ですか

中枢神経系に脱髄巣が空間的，時間的に多発し，典型的には神経症状が寛解と再発を繰

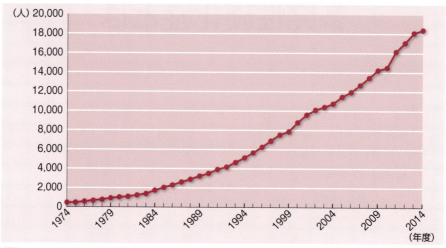

図　特定疾患医療受給者証所持者数の推移（多発性硬化症/視神経脊髄炎）
〔難病情報センターホームページ（http://www.nanbyou.or.jp/）のデータを使用して筆者が作成〕

り返します．原因は明らかではありませんが，病巣にリンパ球やマクロファージの浸潤があり，自己免疫機序が関係する炎症により脱髄が起こると考えられています．人種差や地域差があることから遺伝的要因や環境的要因が疑われる面もありますが，明らかにはなっていません．NMOではアクアポリン4抗体（AQP4抗体）という免疫物質の関与，つまり免疫異常が考えられています．

神経伝導は髄鞘の間隙にあるランヴィエ（Ranvier）の絞輪を通って迅速に行われます（これを跳躍伝導といいます）が，脱髄が起こると跳躍伝導が効率よく行えず，神経細胞間の情報伝達に支障をきたします．このためMSでは種々の症状が発現します．

(1) 発症と再発

発症や再発の誘因としては，ストレス，過労，感染が考えられています．前駆症状として，全身倦怠感，頭痛，胃腸症状，感冒様症状などがみられることも多いとされています．

24時間以上続くものを症状とみなします．また，頭痛，しびれ感，めまい感，ふらつき感など自覚的症状にとどまるものは症状とはせず，神経学的他覚所見がある症状を有意な症状とします．再発とするには，前回の症状発現から1カ月以上の間隔が必要です．

MSを経過で分類すると，再発寛解型MS，一次進行型MS，二次進行型MSの3型があります．再発寛解型MSは再発と寛解を繰り返し，病初期では完全に回復しますが，次第に不完全な回復に移行する病型です．二次進行型MSとは，最初は再発寛解型MSと同じ経過ですが，そのうち病状が慢性的に進行する病型をいいます．一次進行型MSは，病初期から慢性的に進行していく病型です．再発寛解型と二次進行型が多いといわれています．

(2) 経過中に起こる症状

中枢神経系の脱髄が起こる部位によって，症状はさまざまです．経過中に起こる症状としては，視力障害，眼球運動障害，運動麻痺（単麻痺，対麻痺，片麻痺），感覚障害，運動失調，球麻痺・仮性球麻痺，膀胱直腸障害などがあります．脱髄が生じた病巣部位に対応する症状が出現しますが，経過とともに病巣

の数が増えていくため，複雑な症状を呈することもまれではありません．

①視力障害

眼球後部痛，眼球運動痛の後，2週間以内に中心部の視界がぼける，濃淡や色の区別がつきにくくなる，などの症状が起きます．これらは視神経炎が原因です．網膜で感知した視覚情報を脳に伝えるのが視神経ですが，細胞体は網膜にあり，そこから後方へ出る神経線維の束が肉眼的に見える視神経です．視神経は髄鞘で覆われた有髄神経ですので，脱髄が起こり得ます．この視神経は眼球の後方にあるので，この部分の炎症性変化を球後視神経炎と呼ぶことがよくあります．球後視神経炎による視力障害はMSの3割程度で起こるといわれています．球後視神経炎は発症3回ぐらいまでは視力の回復は良好なことが多いですが，次第に後遺症が残るようになります．視覚誘発電位（visual evoked potential；VEP）（コラム❶）を記録すると異常がみられ，無症候性病変（視力障害などの症状はないが，検査上の異常がみられる）や経時変化を数量的にとらえることができます．

②眼球運動障害

眼球運動障害により複視がよくみられます．複視とは物が二重に見える状態をいい，これは外眼筋（眼球に付着して眼球を動かす筋）の麻痺により，左右の眼球が協調して動かなくなるために起こります．このような複視を起こす代表例は内側縦束（medial longitudinal fasciculus；MLF）症候群です．内側縦束は中脳から脊髄に至る錐体外路系の神経束ですが，眼球運動を担っている動眼神経核（中脳），滑車神経核（中脳），外転神経核（橋）と連絡をもち，眼球運動の調整にかかわっています．右を向くときを考えると，右眼は外転，左眼は内転となり，この両側の眼球をうまく調節をして動かす必要があります．眼球を外転させるのは右外転神経核とそこから出る外転神経，一方，内転させるのは左動眼神経核とそこから出る動眼神経です．この右外転神経核と左動眼神経核間の連絡に関与しているのが内側縦束です．

脱髄による炎症で橋の内側縦束が左側で障害を受けると，その連絡がうまくいかず，右眼が外転するのに，左眼は内転しないという状態になります．このときに，右眼に眼振がみられます．すなわち，障害側の内転障害と反対側の眼振がみられます．もちろん左右を逆にしても同じですが，MSではMLF症候群が両側性に起こることがまれではありません．

視覚誘発電位（visual evoked potential；VEP）

光で眼を刺激（視覚刺激）すると，網膜が反応し，その信号は視神経を通って視覚の中枢である後頭葉に達します．頭皮上に電極を貼付して視覚刺激（白と黒の格子パターンが一定時間ごとに反転する映像をモニターに映すなど）を行うと，その電極から誘発電位を記録することができます．これが視覚誘発電位（VEP）で，複数の頂点をもつ波形が記録されます．このうち，視覚刺激から約100ミリ秒のところに出現する陽性方向の頂点を主要陽性頂点（P100）と呼びます．Pは陽性方向の頂点であること，100はおおよその潜時（視覚刺激から頂点までの時間）を表しています．P100はVEPの異常判定の最も重要な指標となり，視神経病変など視覚路に異常があると，P100潜時が延長します．

③運動麻痺

脊髄の障害では四肢麻痺，対麻痺，単麻痺やブラウン・セカール（Brown-Séquard）症候群，脳の運動路の障害では四肢麻痺，片麻痺，単麻痺などが起こりますが，典型的でない場合も多く，麻痺の分布や程度はさまざまです．特に問題となるのは脊髄障害での痙性対麻痺です．

なお，ブラウン・セカール症候群とは，脊髄の半側が障害された場合にみられ，障害側では障害レベル以下に深部感覚の障害と運動麻痺，障害レベル直上に狭い範囲で全感覚脱失，反対側では障害レベル以下に温痛覚の障害がみられます．この症候群は有名ですが，典型的な障害パターンがみられることはそれほど多くはありません．

④感覚障害

温痛覚や触覚の障害がみられます．脊髄の障害では感覚障害の範囲が分節性（1つまたは複数の脊髄神経の支配に一致するような障害分布を示すこと）にみられることが多いです．障害の性状は鈍麻，過敏，異常感覚などさまざまです．頸髄後索の脱髄病変があると，頸部を前屈したときに背部から下肢にかけて痛みが放散することがあります．これをレルミット（Lhermitte）徴候といいます．

⑤運動失調

小脳の障害で運動失調が起こりますが，脳幹の障害でも運動失調が起こります．脳幹は小脳とその他の部位とをつなぐ神経線維の通路であるため，ここが障害されると小脳と他の部位との間で情報交換ができなくなり，運動失調が起こります．体幹や四肢の運動失調として，歩行時や起立時の動揺，上肢の運動分解（スムーズに動かない），測定異常（目標に届かなかったり，行き過ぎたりする）などがみられます．また，構音障害（呂律が回らない），嚥下障害（飲み込みが困難，むせる），眼振も起こります．

⑥球麻痺・仮性球麻痺

球とは延髄のことですので，球麻痺とは延髄の障害で起こる麻痺ということになりますが，通常は延髄を中心とする脳幹部病変で生じる構音障害，嚥下障害を総称して球麻痺といいます．構音，嚥下に関する主な脳神経は延髄から出る3つの脳神経で，これは舌咽神経（第9脳神経），迷走神経（第10脳神経），舌下神経（第12脳神経）です．第11脳神経の副神経も延髄から出る神経ですが，構音障害，嚥下障害には直接関係はありません．ちなみに，舌咽神経と迷走神経はともに運動と感覚の両者の働きをもつ混合神経で，舌下神経は舌に働く運動神経，副神経は胸鎖乳突筋と僧帽筋に働く運動神経です．

話を戻しますと，延髄を中心とする脳幹部の障害で球麻痺が起こりますが，延髄より上位（大脳，中脳，橋など）の障害でも球麻痺と同様の症状が起こる可能性があります．これは上位からの情報が延髄に伝わらないためです．この場合は延髄自体が障害されているわけではないので，「仮性」という言葉をつけ，仮性球麻痺といいます．

⑦膀胱直腸障害

膀胱障害には，尿が出にくくなる尿排出障害と，尿を膀胱に溜めておけない蓄尿障害があります．尿排出障害では尿閉や排尿時間延長など，蓄尿障害では，頻尿や尿失禁がみられます．排尿中枢は仙髄にあり，この部分の障害では尿排出障害が，これより中枢側の障害では蓄尿障害が起こりやすいです．また両者が混在して複雑な病態になることもあります．直腸障害では便秘がみられます．これらは特に脊髄の障害で問題になります．

⑧その他

ウートフ（Uhthoff）徴候はMSに特徴的な所見とされています．これは体温の上昇に伴って神経症状が悪化し，体温の低下により元に戻るものです．MSではもともと脱髄に

より神経伝導が低下していますが、体温の上昇に伴ってさらに伝導効率が低下するためと考えられています。

有痛性強直性痙攣がみられることもあります。これは自発的、または身体運動、触刺激などの外的刺激により、一定方向へ放散する痛みが出現し、その部分に痙攣が数十秒間起こるものです。精神症状では、多幸症、うつ状態、不安、不眠、希死念慮、人格変化などがみられます。てんかん発作、失語、失行、失認、半盲、固縮、ジストニアなどはまれな症状とされています。

 どのように診断されますか

(1) 多発性硬化症（MS）

MSは時間的、空間的に病変が多発し、その病巣に対応する症状が発現します。この特徴をとらえることが診断につながります。時間的多発性をとらえるためには、病歴を詳細にとり、また病状の経過を詳細に追っていくことが必要です。患者はいろいろな訴えをしますので、どの訴えが症状として有意なのかを見極めることが求められます。神経診察を丁寧に行い、有意な所見を見逃さないようにすることも大切です。

空間的多発性については、神経症状を詳細に記録し、異なる病巣に対する神経症状が発現しているかを検討します。病巣の確認にはMRIが用いられます。

表1[1)]にMSの詳しい診断基準を示します。

診断で用いられる検査には以下のようなものがあります。

①髄液検査

通常、腰椎穿刺を行い採取します。髄液の基本的な検査項目は、細胞数と蛋白と糖です。正常値は、細胞数で5個/mm^{3}以下、蛋白は15～45 mg/dL、糖は50～80 mg/dLですが、MSでは糖には異常はありません。MSの増悪期には細胞数が増加（ただし50個/mm^{3}以下）したり、蛋白が増加（ただし100 mg/dL以下）したりすることはありますが、多くの症例では正常範囲になります。特殊な蛋白として、髄鞘塩基蛋白（myelin basic protein；MBP）があります。MSではMBPが上昇しますが、これは髄鞘が壊れたことを意味しているだけですので、他の多くの疾患でも上昇します。このためMSの診断には役立ちません。

オリゴクローナルバンドは髄液を電気泳動したときにγ-グロブリン領域にみられる異常バンドで、多くのMS患者にみられるとされており、診断上参考となります。

IgGインデックスは、［(髄液IgG/血清IgG) / (髄液アルブミン/血清アルブミン)］で求められる数値で、髄液中のIgGが増加しているか（あるいは減少しているか）を表す指標です。正常では0.7以下ですが、MS患者の70％程度で上昇する（すなわち、髄液中IgGが増加している）といわれています。

②MRI

MRIでMSの病巣を描出できます。T2強調画像またはFLAIRで高信号領域として認められます。FLAIRはT2強調画像の髄液信号を抑制した撮像法で、髄液が低信号となるため、脳室に近接した部位や脳表付近の病巣を描出するのに優れています。MS患者では無症候性の病変がよくみられます。ガドリニウムという造影剤を使用してT1強調画像を撮像すると、同じ脱髄病変でも新しい病変は造影（高信号になる）されますが、古い病変は造影されません。MSでは新旧の脱髄病変が混在してみられるため、ガドリニウム造影は新しい病変を同定するのに役立ちます。

(2) 視神経脊髄炎（NMO）

NMOは重症の視神経炎と横断性脊髄炎（脊髄のあるレベルで切断するように水平方

中枢神経内に時間的，空間的に病変が多発する炎症性脱髄疾患である．

A) 再発寛解型MSの診断

下記のa) あるいはb) を満たすこととする．

a) 中枢神経内の炎症性脱髄に起因すると考えられる臨床的発作が2回以上あり，かつ客観的臨床的証拠がある2個以上の病変を有する．ただし客観的臨床的証拠とは，医師の神経学的診察による確認，過去の視力障害の訴えのある患者における視覚誘発電位（VEP）による確認，あるいは過去の神経症状を訴える患者における対応部位でのMRIによる脱髄所見の確認である．

b) 中枢神経内の炎症性脱髄に起因すると考えられ，客観的臨床的証拠のある臨床的発作が少なくとも1回あり，さらに中枢神経病変の時間的/空間的な多発が臨床症候，あるいは以下に定義されるMRI所見により証明される．

MRIによる空間的多発性の証明：
4つのMSに典型的な中枢神経領域（脳室周囲，皮質直下，テント下，脊髄）のうち少なくとも2つの領域にT2病変が1個以上ある（造影病変である必要はない．脳幹あるいは脊髄症候を呈する患者では，それらの症候の責任病巣は除外する）．

MRIによる時間的多発性の証明：
無症候性のガドリニウム造影病変と無症候性の非造影病変が同時に存在する（いつの時点でもよい）．あるいは基準となる時点のMRIに比べてその後（いつの時点でもよい）に新たに出現した症候性または無症候性のT2病変および/あるいはガドリニウム造影病変がある．

発作（再発，増悪）とは，中枢神経の急性炎症性脱髄イベントに典型的な患者の症候（現在の症候あるいは1回は病歴上の症候でもよい）であり，24時間以上持続し，発熱や感染症がない時期にもみられることが必要である．突発性症候は，24時間以上にわたって繰り返すものでなければならない．独立した再発と認定するには，1カ月以上の間隔があることが必要である．

ただし診断には，他の疾患の除外が重要である．特に小児の急性散在性脳脊髄炎（ADEM）が疑われる場合には上記b) は適用しない．

B) 一次性進行型MSの診断

1年間の病状の進行（過去あるいは前向きの観察で判断する）および以下の3つの基準のうち2つ以上を満たす．a) とb) のMRI所見は造影病変である必要はない．脳幹あるいは脊髄症候を呈する患者では，それらの症候の責任病巣は除外する．

a) 脳に空間的多発性の証拠がある（MSに特徴的な脳室周囲，皮質直下，あるいはテント下に1個以上のT2病変がある）．

b) 脊髄に空間的多発性の証拠がある（脊髄に2個以上のT2病変がある）．

c) 髄液の異常所見（等電点電気泳動法によるオリゴクローナルバンドおよび/あるいはIgGインデックスの上昇）．ただし，他の疾患の厳格な鑑別が必要である．

C) 二次性進行型MSの診断

再発寛解型としてある期間経過した後に，明らかな再発がないにもかかわらず病状が徐々に進行する．

表1　多発性硬化症（multiple sclerosis；MS）の診断基準 （厚生労働省）[1]

コラム 2　急性散在性脳脊髄炎（acute disseminated encephalomyelitis；ADEM）

MSと同じく中枢神経系に脱髄を起こす疾患で，ウイルス感染やワクチン接種を引き金とした免疫学的機序により生じます．成人にも起こりますが，比率としては小児のほうが多い疾患です．発症は急性で，頭痛，発熱，嘔吐，意識障害，痙攣などが生じます．運動麻痺，運動失調，視力障害などがみられることもあります．MSのように再発寛解はなく，単相性（症状が起こるのは一度だけ）の経過をとります．

重症の視神経炎と横断性脊髄炎を特徴とする．視神経炎は失明することもまれではなく，視交叉病変により両眼性視覚障害を起こすこともある．また脊髄炎はMRI矢状断ではしばしば3椎体以上に及ぶ長い病変を呈し，軸位断では慢性期には脊髄の中央部に位置することが多い．アクアポリン4抗体（AQP4抗体）はNMOに特異的な自己抗体であり，半数以上の症例で陽性である．

NMOの診断基準として，2006年のWingerchukらの基準が広く用いられている．

【Definite NMOの診断基準（Wingerchukら，2006）】

視神経炎
急性脊髄炎
3つの支持基準のうち少なくとも2つ
 1. 3椎体以上に及ぶ連続的な脊髄MRI病変
 2. MSのための脳MRIの基準（*）を満たさない
 3. NMO-IgG（AQP 4抗体）陽性

*脳MRI基準はPatyの基準（4個以上の病変，あるいは3個の病変があり，そのうち1個は脳室周囲にある）とする．

AQP 4抗体陽性症例には，上記のWingerchukらの診断基準を満たす視神経炎と横断性脊髄炎の両者を有する症例だけではなく，視神経炎あるいは脊髄炎のいずれか一方のみを呈する症例もある．また，種々の症候性あるいは無症候性脳病変を呈することもまれではない．そこで，AQP 4抗体陽性で急性炎症性中枢性病変を伴う場合は，他の疾患が除外されれば，NMOの範疇（NMO Spectrum Disorders；NMOSD）に加える．NMOではオリゴクローナルIgGバンドはしばしば陰性である．

表2 視神経脊髄炎（neuromyelitis optica；NMO）の診断基準　　　　　　　　　　　　　　（厚生労働省）[1]

向に障害が生じる状態）が起こる疾患です．視神経炎で失明することもあり，迅速な対応が必要です．両眼性視力障害が同時に起こったときは，視交叉での病変を疑います．AQP 4抗体はNMOに特異的な自己抗体で診断的価値が高いので，これが陽性の場合は臨床症状が矛盾しない限りNMOと診断できます．NMOの診断基準を表2[1]に示します．

 どんな治療・リハが行われますか

MSの治療では，まず発症による急性増悪期を短縮させ，後遺症を軽減することが必要です．また，再発寛解型MSでは再発を防止すること，一次進行型および二次進行型MSでは進行をできる限り抑制することが重要です．慢性期の後遺症に対しては，障害程度を軽減させるアプローチが必要になります．

(1) 急性増悪期（初回発症および再発時）の治療

急性増悪期にはなるべく早期に，副腎皮質ステロイド製剤（メチルプレドニゾロンコハク酸エステルナトリウムなど）の大量点滴静注を数日間行います．このような治療法をステロイドパルス療法と呼びます．急性増悪期を短縮させ，後遺症を軽減させる効果があり，90％以上に効果があるといわれています．しかしながら，MSの再発を抑制する効果はありません．副腎皮質ステロイド製剤の内服治療は点滴静注治療が何らかの理由でできないときに考慮されますが，効果は限定的です．

重症例および既往症や副作用によりステロイドの使用が制限される症例（糖尿病など）では血漿交換療法が行われます．NMOなど症状が重篤な場合は，ステロイドパルス療法と併用することもあります．MSの原因として免疫異常が考えられているため，それに関係していると考えられる抗体などの免疫性物質を除去しようとする治療で，急性増悪期の病勢沈静化と寛解を促進します．本治療法では血液を体外に引き出し，液体成分（血漿）と細胞成分（赤血球，白血球，血小板など）に分離したのち，血漿成分を特別な血漿分離

器に通すことで抗体などの免疫性物質を吸着除去し，残りの液体成分を細胞成分とともに体内に戻します．

(2) 再発予防・進行抑制

再発予防および進行抑制には，インターフェロンベータ（INFβ）注射薬が使われます．INFβ-1bは隔日に皮下注をしますが，再発予防と進行抑制の両者に効果があります．INFβ-1aは週1回筋注を行いますが，適応は再発予防のみです．いずれも自己注射が可能です．MSの再発を30％抑制し，MRIでの造影病巣を50〜80％抑制する効果があります．ただし30％の患者には無効といわれています．副作用には，うつ，自殺企図，間質性肺炎（発熱，咳など），アナフィラキシー様症状（顔面蒼白，呼吸困難，冷汗など），血球減少（貧血，出血傾向，易感染性など），肝機能異常，糖尿病，注射部の壊死などがあります．痙縮が増加することもあります．また，インフルエンザ様症状（発熱，筋肉痛，悪寒，頭痛，全身倦怠感など）が投与初期に起こりやすく，非ステロイド性抗炎症薬（NSAIDs；エヌセイド）がよく併用されます．

再発予防や進行抑制に有効なINFβ以外の薬物では，経口薬のフィンゴリモド塩酸塩とフマル酸ジメチル，点滴薬のナタリズマブ，皮下注薬のグラチラマー酢酸塩があります．

(3) 慢性期の障害の軽減 ―リハビリテーション

MSの慢性期においてはリハアプローチが重要になります．MSの臨床症状や経過は症例ごとに異なるため，個々の患者を適切に評価し，それに対応したリハ計画を作ることが必要です．多くのMS患者では再発寛解が起こることを念頭にリハを進めることが必要です．また，進行期には現在の活動の向上を図るとともに，将来に備える視点も必要になってきます．以下に，MSに特異的な評価や治療，リハについて述べます．

①障害の評価

リハを行うにあたっては，運動麻痺，痙縮，運動失調などを含む神経診察所見やADLの評価など，リハで行う基本的な情報を収集する必要があります．MSに特化した総合的な評価法としては，Kurtzke総合障害度スケール（Expanded Disability Status Scale of Kurtzke；EDSS）があります（表3）．この評価は大きく2段階に分かれていて，歩行障害がない段階（あっても500m以上歩行可能）の総合障害度（EDSS）（0.0〜3.5）では機能別障害度（functional system；FS）との組み合わせで評価が決まります．FSは「錐体路機能」，「小脳機能」，「脳幹機能（眼球運動，眼振，構音障害，嚥下障害）」，「感覚機能」，「膀胱直腸機能」，「視覚機能」，「精神機能（情動，知能）」の7項目を6〜7段階で評価し，さらに1項目「その他」をあり・なしの2段階で評価します．一方，EDSSが4.0〜10.0ではADLにより評価をします．

②痙縮

脊髄障害では痙性対麻痺が生じ，生活するうえで特に問題となります．痙縮治療では不可逆的な治療法として，選択的後根切断術（L2〜S2の後根神経で，電気刺激に異常反応を示す根細糸を切除する），末梢神経縮小術（筋に通じている運動神経線維を部分的に切断する），腱延長術などの外科的治療があります．可逆的な治療法として，神経ブロック，バクロフェン髄腔内投与（intrathecal baclofen therapy；ITB療法）や抗痙縮薬（筋弛緩薬）の経口投与があります．神経ブロックには，ボツリヌス療法，フェノールブロックなどがありますが，よく普及しているのはボツリヌス療法です．これは，筋緊張の高い

0.0	神経学的に正常.
1.0	障害なし．1項目でごく軽い徴候(FS1).
1.5	障害なし．2項目以上でごく軽い徴候(FS1).
2.0	1項目で軽度の障害(FS2).
2.5	2項目で軽度の障害(FS2).
3.0	1項目で中等度の障害(FS3), あるいは3～4項目で軽度の障害(FS2). 歩行障害なし.
3.5	1項目で中等度の障害(FS3)があり, そのほか1～2項目でも軽度の障害(FS2), あるいは2項目で中等度の障害(FS3), あるいは5項目で軽度の障害(FS2). 500m以上歩行可能.
4.0	ADLが終日自立している．補助・休息なしで500m歩行可能.
4.5	ADLを終日行うには，最小限の補助が必要．補助・休息なしで300m歩行可能.
5.0	ADLを終日行うには，特別な設備が必要．補助・休息なしで200m歩行可能.
5.5	ADLを終日行えない．補助・休息なしで100m歩行可能.
6.0	100m歩行するのに，片側に補助具(杖，装具)が必要.
6.5	100m歩行するのに，両側に補助具(杖，装具)が必要.
7.0	補助があっても5m以上は歩けない．車椅子への乗降は自立.
7.5	2, 3歩以上は歩けない．車椅子への乗降は介助が必要なときあり.
8.0	1日の大半はベッド外で生活．身のまわりの多くのことはできる.
8.5	1日の大半はベッド内で生活．身のまわりのことはある程度できる.
9.0	寝たきりの状態．意思伝達と飲食は可能.
9.5	寝たきりの状態．意思伝達あるいは飲食が不可能.
10.0	死亡(MSのため).

表3 Kurtzke総合障害度スケール(Expanded Disability Status Scale of Kurtzke; EDSS)

FS : Functional System(機能別障害度)
ADL : activities of daily living(日常生活動作)
(Kurtzke JF : Rating neurologic impairment in multiple sclerosis ; An expanded disability status scale (EDSS). *Neurology* 33 : 1444-1452, 1983より)

筋を同定して，その筋にボツリヌス毒素の注射(筋注)をします．ITB療法は持続注入型ポンプを腹部に埋め込み，脊髄腔に留置したカテーテルを経由してバクロフェンを髄腔内に持続注入し，痙縮の程度をみながら薬液量を調整します．数カ月ごとにポンプへの薬液の補充が必要です．副作用としては，感染，カテーテルのずれや抜けがあります．また，突然投与が中断されたときに起こる離脱症状(痙縮の増強，高熱，精神症状，痙攣など)に注意が必要です．経口筋弛緩薬は経口薬であるがゆえに全身に作用し，眠気，脱力，ふらつきなどの副作用を起こしやすいので注意が必要です．多くの場合，経口筋弛緩薬だけでは十分な効果(痙縮の軽減)が得られません．

以上の痙縮治療で注意が必要なのは，痙縮により下肢の支持性が維持されている場合があり，痙縮を軽減することが必ずしも最良であるとは限らないことです．特に不可逆的な治療を行う場合は，慎重な対応が必要です．また，痙縮を軽減することで歩容が変化するので，歩行訓練が適切に行われる必要があります．

③疼痛

MSに特徴的な疼痛として，異常感覚性疼痛や有痛性強直性痙攣があります．疼痛に対する治療薬としては，プレガバリンやアミトリプチリンがあります．有痛性強直性痙攣は四肢を他動的あるいは自動的に動かすことが刺激になり誘発されますので，このような状

況にならないように配慮が必要です．

④神経因性膀胱

　尿排出障害に対しては，排尿筋の収縮を促すためアセチルコリン受容体刺激薬，尿道の過緊張を抑制するためαアドレナリン受容体遮断薬などを用います．薬物では効果がなく，導尿が必要な場合もあります．蓄尿障害の場合は，排尿筋の過活動を抑制するために，副交感神経遮断薬（抗コリン薬）や平滑筋弛緩薬を用います．

⑤その他

　ウートフ徴候（前述p.38）がみられることがあるので，室内の温度，シャワーや風呂の温度，炎天下の外出などに注意が必要です．わずかな活動でも疲労が起こることがあり，こうしたときは休息を十分とるなど日常生活に対する指導が必要になります．

予後はどうですか

　個々の症例でさまざまな経過をとりますが，全体的な傾向でいうと，MSは若年成人に起こり，再発寛解を繰り返しながら経過は長期にわたります．視神経や脊髄，小脳に比較的強い障害が残り，ADLが著しく低下する症例もまれではありません．NMOでは後遺症として，重度の視力障害や脊髄障害が残存することがあります．

（生駒一憲）

文献

1) 厚生労働省：指定難病．多発性硬化症/視神経脊髄炎．概要，診断基準等：ホームページ．http://www.mhlw.go.jp/stf/seisakunitsuite/bunya/0000084783.html（2017年4月2日閲覧）
2) 松尾雄一郎，生駒一憲：多発性硬化症．総合リハ **42**：525-531，2014．

松井さんのその後

　退院の1週間後に神経内科の外来を受診しました．体調は良好でした．医師からは，再発予防のための治療を開始することを提案されました．再発を繰り返しているうちに段々と後遺症が残るようになることも多く，再発予防は重要だと聞きました．現在は再発予防の薬が盛んに研究されていて，新しい薬も出てきているとのことでしたが，第一選択としてはインターフェロン治療を勧めるとのことでした．再発の抑制は30％程度とのことでしたが，少しでも効果があるならやろうと思いました．看護師に注射の方法を教えてもらい，1日おきに自己注射をすることになりました．

　最初は発熱などがあり，解熱鎮痛薬も併用しました．医師からはMSの原因は不明なものの，ストレス，過労，感染が誘因となることが多いと聞きました．松井さんはこれらを完全になくすことは難しいと思いましたが，できるだけそうならないように心がけて生活していこうと考えています．

05 ギラン・バレー症候群

　42歳の沢田健介さんは，ある日曜日に友人と一緒にバーベキューをしました．翌週の火曜日の夜から38℃台の発熱とともに腹痛と水様性下痢が出現しました．近くの救急外来を受診し，バーベキューで加熱が不十分な鶏肉を食べたことを話すと，カンピロバクター・ジェジュニによる細菌性食中毒だろうと言われました．水分補給の点滴治療を受けて帰宅し，食中毒症状は3日で治まりました．

　しかし，さらに翌週の水曜日ごろから足先にしびれを感じ始め，その後徐々に膝に向かって広がるようになり，足先の脱力を認めるようになりました．歩行時につまずきそうになってきたので，もう一度，食中毒で救急受診した病院の内科に行きました．すると神経内科で詳しく調べてもらったほうがよいと言われ，地域の総合病院を紹介されました．そこの神経内科を受診すると，「末梢神経に急性に起こる多発神経炎であるギラン・バレー症候群が疑われるので，精密検査と治療のためすぐに入院しましょう」と言われました．沢田さんはまさか突然入院になるとは考えていなかったので愕然としました．

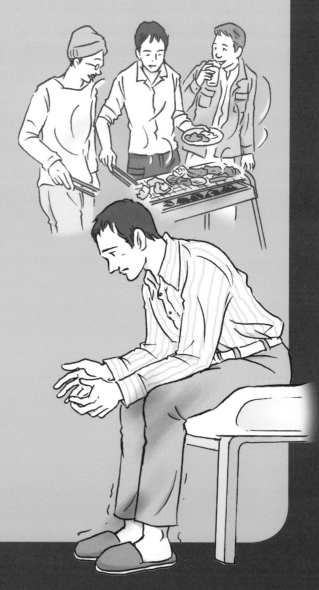

ギラン・バレー症候群とは

ギラン・バレー症候群（Guillain-Barré syndrome；GBS）は1916年にGeorges Guillain, Jean-Alexander BarréとAndre Strohlによる「細胞反応がなく脳脊髄液の蛋白増加を伴った根神経炎症候群」の症例報告からギラン・バレー症候群と呼ばれるようになりました．約10万人に1～2人発症するといわれています．過去に芸能人や有名人がGBSになったこともあり，名前だけは知っているという人も多い病気です．

どんな人がなりやすいですか

厚生省特定疾患免疫性神経疾患調査研究班による全国調査（1993～1998年）では，わが国におけるGBSの年間発生率は人口10万人あたり1.15人で，男女比は3：2でした．全年齢層で発症しますが，平均発症年齢は39.1±20.0歳であり，海外の調査結果と比べて若年層に発症者が多いことがわかりました[1]．

どんな病態ですか

末梢神経を標的とする自己免疫によると考えられており，感冒様症状や下痢などの先行感染により誘発されることがほとんどです．GBSの先行感染による前駆症状は，上気道感染（70％）が最も多くて春や冬に多く，次いで下痢（20％）が春や夏に多いです．特に夏には下痢の前駆症状が上気道感染を上回っています．先行感染の主要な病原体は，カンピロバクター・ジェジュニ（Campylobacter jejuni）（31％），サイトメガロウイルス（Cytomegalovirus）（6％），エプスタイン・バール・ウイルス（Epstein-Barr virus）（4％），マイコプラズマ・ニューモニア（Mycoplasma pneumoniae）（3％），インフルエンザ桿菌（Haemophilus influenzae）（1％）です．先行感染と病型が関連する場合があり，カンピロバクター・ジェジュニ感染では抗ガングリオシド抗体を介して生じる運動優位の軸索型ニューロパチー（acute motor axonal neuropathy：AMAN）が多いといわれています．

どのように診断されますか

（1）臨床所見

GBSは神経症状が出現する前に先行する各種感染症が契機となって発症します．各種感染症による前駆症状が出現して数日～数週間後に急速に出現する運動障害を主体とした多発神経炎です．典型的には筋力低下が下肢から始まり，経過が進むにつれて上肢に拡大する上行性パターンを示します．通常，筋力低下は発症後4週までにピークを迎え，その後2～4週で回復し始めることが多いです．末梢神経障害なので深部腱反射は低下，または消失します．その他，軽度の感覚障害，脳神経障害（顔面神経麻痺，球麻痺，外転神経麻痺など）や自律神経障害（頻脈，不整脈，起立性低血圧など）を認めることがあります．

GBSの重症度は，Hughes（ヒューズ）の運動機能尺度（表1）で評価されます．

（2）検査

GBSで行われる特徴的な検査所見として，

Grade	
0	正常
1	軽微な神経症候を認める
2	歩行器,またはそれに相当する支持なしで5mの歩行が可能
3	歩行器,または支持があれば5mの歩行が可能
4	ベッド上あるいは車椅子に限定(支持があっても5mの歩行が不可能)
5	補助換気を要する
6	死亡

表1 Hughesの運動機能尺度

脳脊髄液における蛋白細胞解離,電気生理学的検査所見や血中自己抗体などがあげられます.

①髄液の蛋白細胞解離

GBSでは,発症から1週間以降に髄液中の細胞(単核球)は増加しませんが,髄液中の蛋白が増加します.髄液の蛋白細胞解離はGBSの診断を強く支持する髄液検査所見になります.

②電気生理学的検査

GBSでは末梢神経伝導検査の結果により,脱髄型,軸索型や混合型の病型に分類します.M波(コラム❶)の伝導速度が低下,あるいはF波(コラム❶)の伝導時間が延長している場合に脱髄型と判断し,一方,M波の伝導速度低下やF波の伝導時間延長がないにもかかわらず,M波の振幅が低下してい

コラム❶ M波とF波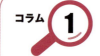

図のように末梢神経に電気刺激を加えて人工的に生じた軸索の活動電位は,刺激部位より両側性に伝導されます.運動神経を電気刺激すると,一方はその軸索により支配されている筋線維に活動電位が伝わり,筋線維が収縮します.もう一方はその軸索を伸ばしている脊髄前角運動ニューロンに活動電位が伝わり,再発火が起こると軸索により支配されている筋線維に向かって活動電位が伝わります.末梢神経伝導検査で前者はM波,後者はF波として記録されます.

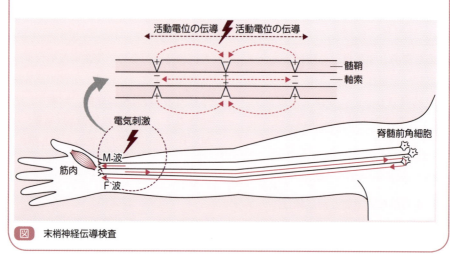

図 末梢神経伝導検査

る場合に軸索型と判断します．GBSの病型別頻度は，脱髄型が60％，軸索型が19％，混合型が21％といわれています．

③血中自己抗体

　GBSでは先行感染と関連して糖脂質に対する抗体が誘導され，その自己抗体産生の免疫応答と関連して末梢神経障害が生じるという機序が考えられています．ガングリオシドを中心とする糖脂質に対する抗体は約60％で検出されます．検出される抗体と臨床病型に一定の傾向があり，抗GM1抗体は急性運動軸索型ニューロパチー（AMAN）や多巣性運動ニューロパチーで多く検出されます．カンピロバクター・ジェジュニの先行感染が多く，臨床像としては運動障害優位で脳神経障害や感覚障害はまれです．また，電気生理学的所見で軸索型を呈し，予後については回復が遅延し高度な後遺症を残しやすいです．抗GQ1b（IgG）抗体はフィッシャー（Fisher）症候群（コラム❷）の約90〜95％で検出されます．抗GD1b抗体は後根神経の大径線維に結合するため，臨床像として深部感覚障害による感覚性運動失調症状に関連します．

どんな治療・リハが行われますか

　急性期治療は通常，血液浄化療法や免疫グロブリン療法が行われます．血液浄化療法には単純血漿交換療法，免疫吸着法，二重膜濾過血漿交換法があり，保険診療上すべて月7回まで実施することができます．一方，経静脈的免疫グロブリン療法（intravenous immunoglobulin；IVIg）はγ-グロブリン400mg/体重kg/日を5日間連日で点滴します．

　急性期治療とともに個々の状態に合わせてリハが行われます．症状のピークを過ぎていない急性期には廃用予防が中心となります．この時期には筋力強化訓練は困難ですが，関節可動域（ROM）訓練を中心に行い，脱神経による筋力低下ではなく健常筋の低活動による廃用性筋力低下を予防します．ROM制限の原因には，浮腫による局所性の循環障害を原因とした関節周囲組織の線維化によるものと，麻痺筋の短縮や拮抗筋との筋力のアンバランスによるものがあります．前者は浮腫の予防が重要であり，患肢挙上による静脈うっ血を防いでリンパ環流を促し，弾性包帯による圧迫，マッサージ，間欠式圧迫法，自動・他動運動などを行います．後者は発症早期から良肢位保持と他動運動を行い，ROM維持に努めます．他動的ROM訓練は全可動域のストレッチを行いますが，麻痺筋の損傷を引き起こさないよう過度な伸張に十分注意します．

　症状のピークを過ぎた回復期には筋力に応じて増強を図りますが，過用に注意する必要があり，低負荷で短時間の訓練を十分な休憩を挟みながら頻回に行うようにします．負荷量に関して客観的な指標となるものはなく，運動中や運動直後，あるいは翌日の自覚的疲労感や筋肉痛がないことを目安にします．

 フィッシャー（Fisher）症候群

　フィッシャー症候群は急性の外眼筋麻痺，運動失調，深部腱反射消失を三徴とする免疫介在性ニューロパチーです．先行感染や髄液蛋白細胞解離などのGBSと共通する特徴を有するので，GBSの亜型と考えられます．

GBSの重症度が高くなれば、横隔神経麻痺や呼吸筋麻痺による呼吸障害が出現し、人工呼吸器による補助換気が必要となる場合があります。補助換気を離脱するまでベッド臥床が長期間となり、廃用性筋力低下が進行します。症例によっては補助換気中であっても、血圧やパルスオキシメータで酸素飽和度をチェックしながら、ベッドサイドで座位訓練を行います。補助換気がなければ、訓練室で傾斜台を使用した起立訓練や体幹筋強化の運動を行います。体幹筋が安定していれば、マット上で下肢筋力強化やバランス向上の目的で膝立ち立位や片膝立ち立位などを行います。さらに平行棒内で立位訓練や歩行訓練を行い、下肢の筋力低下が主に遠位筋のみの場合、足関節の不安定性を補うため短下肢装具（コラム❸）や歩行補助具（杖や歩行器）を利用したリハを行います[2]。

手指に対しては巧緻運動訓練を行いますが、末梢神経障害が重度であると猿手（コラム❹）、鷲手（コラム❺）や垂れ手（コラム❻）など特徴的な外観になるためスプリントを適用することがあります。

GBSは運動神経優位の症状ですが感覚障害を伴うことがあります。表在感覚障害は四肢の熱傷や外傷につながることがあるため、代償手段や危険回避について患者教育が必要となります。訓練場面では温熱療法での低温熱傷に注意が必要です。深部感覚障害は感覚性運動失調を引き起こすので、筋力低下が軽度であってもADLが困難になります。

GBSではときに数カ月も回復が遅延する

短下肢装具（ankle foot orthosis；AFO）

　装具とは四肢や体幹の機能障害の軽減を目的として使用される補助器具です。関節は筋の収縮により動きますが、末梢神経が障害されるとその支配筋の麻痺により関節の動きが失われます。たとえば腓骨神経麻痺により足首が下がる（下垂足）場合、足関節底屈筋力が保たれているので、たわみのある素材のプラスチックAFO（図のようなオルトップ型プラスチック装具）や布製のバンド（弾性包帯でもよい）を足首に8の字に巻きつけて使用します。

　一方、足関節底屈筋力も低下している場合、たわみの少ない硬い素材のプラスチックAFOを使用します。装具の機能には関節可動域を止める制限、関節を動きにくくする制動、関節が自由に動かせるようにする遊動、関節の動きを助ける補助などがあり、装具の種類によりその特徴が異なります。

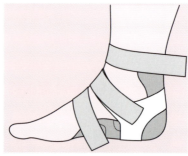

図　オルトップ型短下肢装具

コラム 4　正中神経麻痺

　図Aのように母指球筋が萎縮して手掌が平坦化し，母指の指腹は手掌面と平行な面上に並ぶようになります．第2～5指は全体として中手指節関節で軽度伸展，近位指節関節と遠位指節関節で軽度屈曲するようになります．このような外観を猿手と呼びます．

　猿手には図Bのような短対立装具を適用し，母指を対立位に矯正することでペンや箸の把持が可能になります．

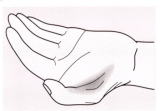

図A　猿手

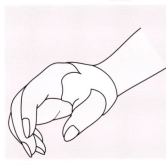 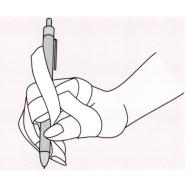

図B　短対立装具とペンの把持

 コラム 5　尺骨神経麻痺

　図Aのように尺側の骨間筋や虫様筋が麻痺すると，第4，5指の指節間関節を伸展することができなくなり，またこれらの指の基節を屈曲することもできなくなるために，第4，5指は中手指節間関節で背屈し，それ以遠の指節間関節で屈曲するようになります．このような外観を鷲手または鉤手と呼びます．

　鷲手には図Bのような虫様筋カフを適用し，矯正します．

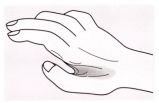 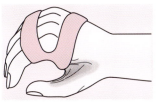

図A　鷲手（鉤手）　　　図B　虫様筋カフ

ギラン・バレー症候群

		スコア
発症年齢	>60	1
	41〜60	0.5
	<40	0
下痢の先行 （発症前4週間以内）	なし	0
	あり	1
Hughesの運動機能尺度 （入院2週後）	0もしくは1	1
	2	2
	3	3
	4	4
	5	5
合計＝EGOSスコア		1〜7

表2　EGOSスコア

こともありますが，必ず回復過程を迎えるので可能な範囲で根気強く対応します．実際に発症2年程度の経過で歩行獲得に至ることもあります．

 ## 予後はどうですか

　厚生省特定疾患免疫性神経疾患調査研究班による全国調査（1993〜1998年）において，死亡率は約1％ということがわかっています[3]．van KoningsveldらはEGOS（Erasmus GBS Outcome Score）スコア（表2）を提唱し，GBS発症6カ月後の歩行不能の確率を予測できると報告しました[4,5]．

　たとえば，GBS発症6カ月後の歩行不能の確率は，EGOSスコアが3以下では5％以下であるのに対して，EGOSスコア7では83％

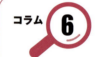 **橈骨神経麻痺**

　上腕背側面で橈骨神経が圧迫されると，これによって支配されている手首と手指の伸筋，および腕橈骨筋が侵され，図上のような典型的な垂れ手が生じます．しばしば物を握ったり，つまんだりする動作の障害を訴えますが，これは手首伸筋の麻痺があるために屈筋を作動すると手首が強く掌屈してしまい，屈筋の腱がたるんでしまうために生じる屈曲筋力低下です．図下のように拳を強く握ると手首が掌屈することをPitres（ピトル）の拳徴候と呼びます．

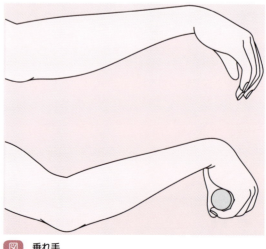

図　垂れ手

に達します[6].また個々の状況により異なりますが,1〜2年を超える長期のリハが機能的予後を改善することがあります[7].

（松尾雄一郎）

文　献

1) 芳川浩男：ギラン・バレー症候群の疫学.*Brain Nerve* **67**(11)：1305-1311, 2015.
2) 松尾雄一郎：ギラン・バレー症候群・慢性炎症性脱髄性多発ニューロパチーの歩行障害に対するアプローチ.*MED REHABIL* **171**：75-82, 2014.
3) 日本神経学会監：I.ギラン・バレー症候群 診断 7.診断総論,Clinical Question7-6 ギラン・バレー症候群の予後予測因子は何か.ギラン・バレー症候群,フィッシャー症候群診療ガイドライン2013.南江堂, 2013, pp45-48.
4) 松尾雄一郎：ゴール設定に必要な予後予測 神経疾患.総合リハ **38**(7)：643-648, 2010.
5) 海田賢一：ギラン・バレー症候群の予後予測,予後関連因子.*Brain Nerve* **67**(11)：1411-1419, 2015.
6) 日本神経学会監：I.ギラン・バレー症候群 総論 3.予後,Clinical Question3-1 全般的なギラン・バレー症候群の予後はどのようなものか.ギラン・バレー症候群,フィッシャー症候群診療ガイドライン2013.南江堂, 2013, pp7-10.
7) 日本神経学会監：I.ギラン・バレー症候群 治療 17.支持療法,Clinical Question17-8 ギラン・バレー症候群のリハビリテーションはどのように進めるのか.ギラン・バレー症候群,フィッシャー症候群診療ガイドライン2013.南江堂, 2013, pp150-151.

沢田さんの その後

　沢田さんの症状は徐々に進行し，入院後数日で手足を自力で持ち上げるのが困難に感じるようになりました．主治医よりギラン・バレー症候群であると告げられ，このままでは麻痺が重度になり最悪呼吸困難になるかもしれないということで，大量のγ-グロブリンを5日間連日で点滴することになりました．また，無理のない範囲で関節可動域を保つための運動を中心にリハを行うことになりました．

　幸い点滴治療が終了して数日後には症状の進行が止まり，さらに1週間後から手足が自力で持ち上げることが可能になってきました．さらに筋疲労や筋肉痛に注意しながら筋力を増強させる訓練を中心に行い，歩行時につまずくことはなくなりました．しかし，手指の麻痺が思ったように回復せず，利き手の親指と人差し指で物をつまむことがうまくできませんでした．そこで，親指と人差し指の先で物をつまめるようにプラスチック装具を作成することになりました．それを使用すれば箸やペンを持つことができるため，家庭復帰の目途が立ってきました．

MEMO

06 シャルコー・マリー・トゥース病

20歳の小泉慶子さんは，両親と兄，弟の5人家族です．出生から幼少時の運動発達に問題なく，日常生活に支障はありませんでした．しかし，小学生になると走ることが友だちよりかなり遅く，足がもつれて転倒することがときどきありました．さらに片脚でケンケンすることやブランコの立ち乗りができませんでした．小学校高学年のある日，特別なきっかけはないのに両足のしびれを感じましたが，持続することはなく1週間程度で感じなくなりました．

中学生の頃から手足の先に力が入りにくく，最近はスリッパが脱げやすくなり，ちょっとした段差でつまずくようになりました．近所の整形外科を受診したところ，大きな病院の神経内科で詳しく調べてもらったほうがよいと言われ，大学病院を紹介されました．そこの神経内科では神経に関係する診察が行われ，家族に同様の症状をもっている人がいないか聞かれました．両親と兄弟2人に同じ症状はありませんが，母親の妹が同じような症状で困っていることを知りました．ひと通りの検査が終わって主治医から慶子さんと両親に説明がありました．その結果は，「遺伝性の末梢神経疾患と呼ばれる病気が疑わしい．シャルコー・マリー・トゥース病かもしれない．本人と家族の遺伝子検査を行いたい」とのことでした．慶子さんと両親は病気のことだけでなく遺伝子検査と言われて困惑しました．

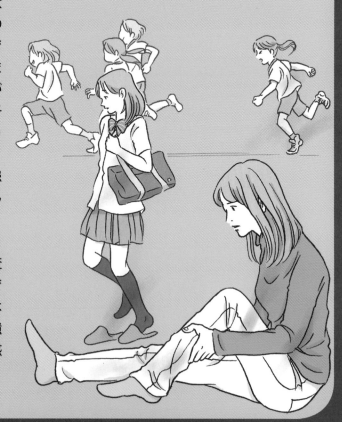

シャルコー・マリー・トゥース病とは？

シャルコー・マリー・トゥース病（Charcot-Marie-Tooth disease；CMT）は1886年にCharcot，Marie，Toothの3人によって報告されました．現在までにCMTの原因遺伝子が次々と明らかにされましたが，異なる遺伝子の異常によって同じ症状が出現する「遺伝的多様性」がCMTの特徴といえます．

どんな人がなりやすいですか

CMTは遺伝子異常が原因で起こる末梢神経（コラム❶）の病気で，遺伝性運動感覚性ニューロパチーとも呼ばれています．近年，原因遺伝子が次々と明らかになっています．わが国では1万人に1人の頻度であるといわれています．

 末梢神経

神経には中枢神経と末梢神経があります．図は運動経路と感覚経路を示しています．中枢神経とは脳（大脳，脳幹，小脳）と脊髄を指し，一方，末梢神経とは体性神経と自律神経を指します．体性神経には運動神経と感覚神経があり，運動神経は脊髄前角細胞から筋肉に，感覚神経は皮膚から脊髄に信号を伝えます．

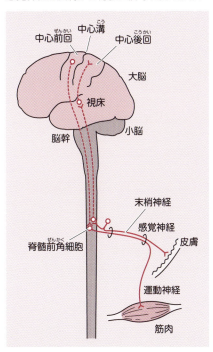

図　運動経路と感覚経路

作用機序	原因遺伝子の代表例
①ミエリン構成蛋白	PMP 22, MPZ, PRX, GJB1
②ミエリン関連蛋白転写因子	EGR 2, SOX 10
③蛋白の輸送・代謝・処理	MTMR 2, SBF 2, DNM 2, RAB 7, LITAF, SH 3TC 2, FIG 4, HSPB 1, HSPB 2, TFG, GNB 4, LRSAM 1, TRIM 2, DYNC 1H 1, INF 2
④末梢神経細胞分化・維持	NDRG 1, DHH, ARHGEF 10, FGD 4, FBLN 5, DNAJB 2, NAGLU
⑤ニューロフィラメント蛋白輸送関連	NEFL, HSPB 1, HSPB 8, GAN1, K 1F 1B
⑥ミトコンドリア関連	MFN 2, GDAP 1, HK 1, COX 6A, PDK 3, SURF 1, DHTKD 1
⑦イオンチャネル	TDP 1, APTX, SETX, JGHMBP 2, PRPS 1, PLEKHG 5, LMNA, MED 25
⑧アミノアシルtRNA合成酵素	AARS, GARS, YARS, KARS, HARS, MARS

表1 シャルコー・マリー・トゥース病の原因遺伝子の作用機序

遺伝様式

　遺伝子は染色体に組み込まれています．染色体には常染色体と性染色体があります．染色体は22対44本の常染色体とXX（女性）またはXY（男性）の2本の性染色体で，合計46本あります．遺伝子はある性質を子孫に引き継ぐ手段となります．ある遺伝子が引き起こす性質が病気の原因となる場合，その遺伝子を親から引き継ぐと病気を発症する可能性があります．

　常染色体上の一対の遺伝子の一方に異常があって発症する場合を「常染色体優性遺伝」といいます．一方，常染色体上の一対の遺伝子の両方に異常がないと発症しない場合を「常染色体劣性遺伝」といいます．

　次に，X染色体上の遺伝子の異常により起こるが，正常遺伝子が1つでも存在すれば発症しない場合を「伴性劣性遺伝」といいます．一方，女性のX染色体の一方に異常があれば発症する場合を「伴性優性遺伝」といいます．

逆シャンペンボトル型筋萎縮

　大腿下半分以下にみられる遠位優位型筋萎縮です．図のように腓腹部が水鳥の足のように細くなってしまうので，こうのとりの足と呼ばれることもあります．

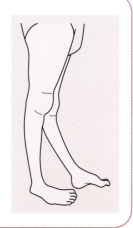

図　逆シャンペンボトル型筋萎縮（こうのとりの足）

どんな病態ですか

CMTは遺伝性の病気です．原因遺伝子の作用機序を表1に示します[1]．原因遺伝子をもっていると必ず発症するわけではなく，遺伝様式（コラム❷）はいろいろあります．

一般的に緩徐進行性で左右対称性に四肢遠位部の筋力低下，筋萎縮や手袋・靴下型の感覚障害を認めます．特に下肢遠位筋の筋萎縮は逆シャンペンボトル型筋萎縮（コラム❸）と呼ばれます．下腿の筋力低下により鶏歩（コラム❹）と呼ばれる特徴的な歩き方になります．また，多くの患者で足や足趾に変形を認めます．足の変形には凹足（コラム❺）や扁平足，足趾の変形にはハンマー趾や鉤爪趾と呼ばれる変形があります．

どのように診断されますか

臨床症状，末梢神経伝導検査と遺伝子検査により診断されます．末梢神経伝導検査では，①正中神経の運動神経伝導速度が38m/s以下に低下するか，②同神経のM波の振幅が明らかに低下するか，③正中神経以外の神経で軸索障害または脱髄性障害を認めるか，の3つのうち2つを確認します．

遺伝子検査では，17番染色体のPMP 22（peripheral myelin protein 22）遺伝子の重複検査を保険診療で受けることができます．CMTの約40％がPMP 22遺伝子異常といわれています．その他の遺伝子検査は大学病院など専門医療機関の研究室が独自に開発し実施しているものになります．

また，足首外果の後ろを走る腓腹神経を生検すると，たまねぎ状に髄鞘が何層も軸索を包み込むたまねぎ様構造（onion bulb）を示していますが，CMTに特異的なものではないため，以前と比べて実施されることが少なくなっています．

どんな治療・リハが行われますか

CMT自体に効果がある治療はありません．リハは病状の進行に伴う関節拘縮や変形の予防と改善，過負荷に注意すれば廃用性筋力低下や筋萎縮の予防と改善に効果があると期待されます．また，適切な装具や歩行補助具を選択することや，場合によっては変形に対して手術療法を行うことで，機能的な維持や改善が得られることがあります．

予後はどうですか

原因となっている遺伝子異常によって異なりますが，一般的には筋力低下や感覚障害が緩徐に進行していきます．若年で発症し軽い症状にとどまる例が多く，多くの人は自力歩行または杖歩行が可能です．しかし，車椅子を使用する人が約20％，寝たきりになる人が約1％いるといわれています[3]．

（松尾雄一郎）

文献

1) 橋口昭大・他：CMTの遺伝子診断の現況．*Brain Nerve* **68**（1）：7-19，2016．
2) 渡邉耕太：CMTの治療 整形外科の立場から．*Brain Nerve* **68**（1）：51-57，2016．
3) 難病情報センター：8.この病気はどういう経過をたどるのですか：シャルコー・マリー・トゥース病：http://www.nanbyou.or.jp/entry/3773

シャルコー・マリー・トゥース病

コラム 4 鶏歩（steppage gait）

図のように麻痺している足が下垂して背屈できないため，大腿を高く挙上する歩き方を「鶏歩」と呼びます．

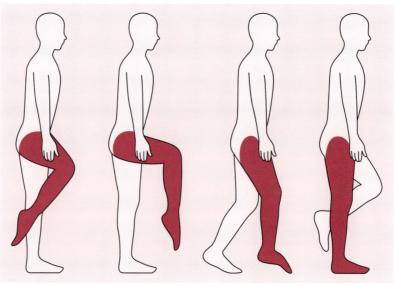

図 鶏歩の歩容

一方の足が接地する際，まずつま先が着地し，次いで踵が着地するため，「パタ」，「コン」と2つの着地音が聞こえます．馬のだく足（steppage）の足音に似ていることから「steppage gait」とも呼びます．

コラム 5 凹足

図左のように足底の土踏まずの部分のアーチが高く，足背が強く突出した特異な足の外観を凹足と呼びます．場合により，図右の赤色部分を外科的に切除（中足部骨切り術）し，凹足を矯正することがあります[2]．

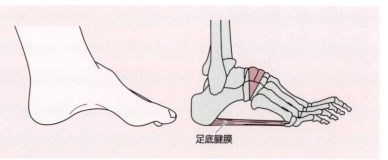

足底腱膜

図 凹足の外観

慶子さんの その後

　慶子さんと両親は相談した結果，祖母とともに遺伝子検査を受けることにしました．遺伝子検査によりPMP 22に遺伝子異常を認めることがわかりました．PMP 22の遺伝子異常は，ミエリン構成蛋白の異常が髄鞘の形成不全を引き起こすため，脱髄型のシャルコー・マリー・トゥース病を発症するということでした．今後は徐々に筋力が低下したり，足部の変形が起こってくることが考えられるため，リハで機能を維持するための訓練指導を受けることになりました．

　理学療法士から，日々の活動量が低下しないようにすること，ふくらはぎ，太ももや足趾のストレッチングや疲労感や筋肉痛がない範囲で休憩を十分とりながら筋力トレーニングを自主的に行うように指導を受けました．作業療法士からは，手指が変形しないように手指の付け根を曲げたり，母指を手の平から突き立てるように動かして固まらないように指導を受けました．

07 多発性筋炎・皮膚筋炎

　65歳の佐々木好子さんは，デスクワークが中心の仕事をしています．健康診断で高血圧を指摘されたので，冬の天気のよい日に散歩がてら外を歩いて内科医院を受診しました．高血圧の薬が処方されましたが，その薬を服用した後から顔が赤いと周囲の人に指摘されるようになりました．その後，顔や首の発疹が出現し，まぶたが腫れぼったくなりました．また，咽頭の違和感や手や肘の関節痛がみられるようになりました．薬の副作用と思い，もう一度内科医院を受診し，違う薬に変えてもらいましたが，症状が改善しなかったため薬を自己中断しました．また，ほかに皮膚科を受診し，外用薬をもらいましたが，やはり症状は改善しませんでした．

　身体が全体的にけだるく，ベッドからまっすぐに起き上がれない，洗濯物を高いところに干すことが大変などの症状も同じ時期にみられるようになり，3週間ほど続いたため，もう一度内科医院を受診したところ，皮膚筋炎を疑われ，血液検査を受けました．その結果，AST 135IU/L（基準値：8～32IU/L），ALT 66IU/L（基準値：4～35IU/L），LDH 410IU/L（基準値：120～240IU/L），CK 3,404IU/L（基準値：30～120IU/L）と各値の上昇を認めたため，総合病院を紹介されました．

　総合病院での診察では，顔全体の紅斑や上眼瞼の著明な腫脹，Vネックサイン，ショール徴候が認められました．爪囲の変化はなく，肘や手に紅斑を認めるものの落屑はわずかでしたが，やはり皮膚筋炎を強く疑われ，精査，治療のため入院しました．

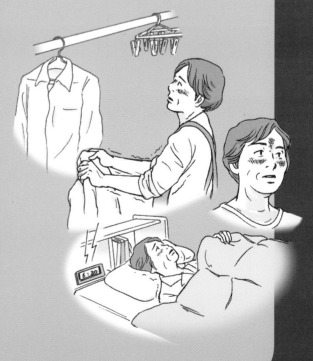

多発性筋炎・皮膚筋炎とは

 どんな人がなりやすいですか

　筋炎は炎症性のミオパチーで，感染性と特発性のものに分けられます．本項では特発性筋炎について触れたいと思います．特発性筋炎は，多発性筋炎（polymyositis），皮膚筋炎（dermatomyositis），封入体筋炎（inclusion body myositis）などが代表的ですが，ほかにも多くの種類があります．遺伝性は報告されておらず，発症率は全体で人口10万人あたり年間1人程度とされています．多発性筋炎，皮膚筋炎はいずれも女性に多く，男女比は約1：3とされていますが，封入体筋炎は男性に多いことが知られています．皮膚筋炎の一部を除いて成人発症の疾患で，初発年齢はいずれも20歳以上，発症が最も多い年齢層は50代とされています．封入体筋炎の初発年齢は40歳以上とされています．小児発症の皮膚筋炎の初発年齢は5〜9歳に好発するとされています．

 どんな病態ですか

　多発性筋炎，皮膚筋炎は，何らかの機序による免疫異常がその原因と考えられていますが，詳細なメカニズムはまだ知られていません．多発性筋炎，皮膚筋炎でみられる症状や合併症には次のものがあります．

①筋症状

　亜急性ないし緩徐進行性の筋力低下が頸部屈筋や四肢の近位筋に認められます．遠位筋は比較的筋力が保たれることが多いです．筋痛がみられることは多いですが，必ず認められるものではありません．

②皮膚症状

　皮膚筋炎には，皮膚症状と筋症状とがあります．典型的な皮膚症状（表1）を示していて筋症状を欠くものも皮膚筋炎の一病型とされ，症状，検査の陽性所見ともに欠くものを"amyopathic dermatomyositis"，筋検査で異常を認めるが症状を欠くものを"hypomyopathic dermatomyositis"と呼びます．多発性筋炎には皮膚症状はありません．

　皮膚筋炎の発症は，近位筋の筋力低下から始まることが多いのですが，先行してあるいは同時に皮膚症状がみられることが特徴です．

③嚥下障害

　消化管の平滑筋の炎症により，消化管の運動低下をきたすことがあります．また，咀嚼筋，咽頭筋の筋力低下のため嚥下障害がみられることがあります．

1.	ヘリオトロープ疹	眼瞼の紫色の変色で，しばしば同部位の浮腫を伴う．
2.	Gottron 丘疹	手背や手指伸展側の紫色の盛り上がった丘疹．
3.	Gottron 徴候	手背，手指，肘，膝や足指に現れるガサガサした紅斑．
4.	皮下の石灰化	しばしば潰瘍を伴って肘や膝にみられる．皮膚の石灰化は小児発症の皮膚筋炎にみられることがあるが，成人発症のものではまれである．
5.	「機械工の手（mechanic's hand）」	手背，手掌が厚くひび割れた皮膚に変化するもの．
	その他	V徴候，ショール徴候と呼ばれる頸部周囲の紅斑や爪囲紅斑が認められることがある．

表1　典型的な皮膚症状

④間質性肺炎

症状としては、息切れや咳がみられます。間質性肺炎の合併は高率で、しばしば筋炎発症に先行して起こります。間質性肺炎の経過は予後に大きな影響を与えます。

⑤悪性腫瘍

悪性腫瘍の合併は皮膚筋炎では15〜45％と報告されています。特に、40歳以上では、皮膚筋炎発症後のみでなく、すでに悪性腫瘍がある状態で皮膚筋炎を発症することもあるとされています。女性では卵巣腫瘍が、男性では肺小細胞がんが多いとされています。

多発性筋炎でも、一般人口に比べて悪性腫瘍発症率は高いと報告されています。

⑥心症状

皮膚筋炎の3分の1ほどに心筋炎を認めます。心伝導障害が多いとされます。

⑦多発関節痛

多発性筋炎の発症時に約半数に合併するとされています。強皮症、関節リウマチ、全身性エリテマトーデス、Sjogren（シェーグレン）症候群などとの合併例と診断される場合に多いといわれています。Raynaud（レイノー）症状も20〜30％に認められます。

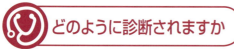

どのように診断されますか

多彩な症状と鑑別すべき疾患が多いこと、決め手となる指標がなかったことなどから、診断基準が作成されてきました。有名なものは1975年のBohanとPeterの診断基準で現在も用いられています（表2）。しかし、この基準では十分ではないことや検査法などに新たな知見が得られたことから、いくつかの新しい診断基準が提唱されました。わが国でも厚生労働省の研究班により診断基準が作成されています（表3）。

また、鑑別すべき疾患も数多くあります（表2参照）。

診断には、症状、身体所見のほかに、各種検査所見が重要です。

①血液検査

活動性の多発性筋炎では、全例に血清クレアチンキナーゼ（creatine kinase；CK）の上昇が認められ、正常上限の5〜50倍に達します。皮膚筋炎では大半の例で上昇しますが、中には重症でも上昇しない例が認められます。

②筋電図

神経伝導検査は、筋力低下が広汎に起こった例で複合筋活動電位（compound muscle action potential；CMAP）の振幅低下がみられることがあるほかは、正常範囲内です。

針筋電図では、安静時異常電位として線維自発電位（fibrillation potential）や偽ミオトニー放電（complex repetitive discharge）が認められます。線維自発電位は活動性筋炎の指標とされます。随意収縮時には、筋力低下が著しい筋でわずかな収縮で干渉が起こる早期動員（early recruitment）が特徴です。

針筋電図検査は、筋生検を行う予定の筋を避けて行うようにします。

③筋生検

筋生検の意義は、筋の炎症所見を確認するとともに、封入体筋炎や筋ジストロフィー、代謝性疾患などを鑑別することです。筋炎の病理像として、筋線維の大小不同、筋繊維の壊死再生像、炎症細胞の浸潤があげられます。

④自己抗体

多発性筋炎、皮膚筋炎には筋炎特異的自己抗体が数多く報告されています。将来的に筋炎の分類や予後予測につながると期待されています。

⑤筋MRI

STIR（short tau inversion recovery）像で、筋組織内にびまん性あるいは斑状の信号が認められることが知られています。

以下の項目のうち，
多発性筋炎は，項目1～4のうち，4項目あればdefinite，3項目でprobable，2項目でpossibleとする．
皮膚筋炎は，項目5に加え，1～4のうち，3項目あればdefinite，2項目でprobable，1項目でpossibleとする．

1. **理学所見により認められる対称性の近位筋の筋力低下．**
2. **血清筋由来酵素の上昇**（クレアチンキナーゼ，アルドラーゼ，GOT，GPT，LDH）
3. **筋電図の3徴候：**
   1）低振幅，短持続時間，多相の運動単位活動電位
   2）線維自発電位，陽性鋭波，刺入時電位の延長
   3）偽ミオトニー放電
4. **筋生検**：変性，再生，壊死，間質への単核球浸潤
5. **皮膚筋炎の典型的皮疹**：ヘリオトロープ疹，Gottron（ゴットロン）徴候，Gottron丘疹

鑑別診断：中枢性，末梢性の神経疾患，筋ジストロフィー，結節性または感染性筋炎，代謝性あるいは内分泌性ミオパチー，重症筋無力症

表2　BohanとPeterの診断基準

1. **診断基準項目**
   (1) 皮膚症状
      (a) ヘリオトロープ疹：両側または片側の眼瞼部の紫紅色浮腫性紅斑
      (b) Gottron丘疹：手指関節背面の丘疹
      (c) Gottron徴候：手指関節背面および四肢関節背面の紅斑
   (2) 上肢または下肢の近位筋の筋力低下
   (3) 筋肉の自発痛または把握痛
   (4) 血清中筋原性酵素（クレアチンキナーゼまたはアルドラーゼ）の上昇
   (5) 筋炎を示す筋電図変化
   (6) 骨破壊を伴わない関節炎または関節痛
   (7) 全身性炎症所見（発熱，CRP上昇，または赤沈亢進）
   (8) 抗アミノアシルtRNA合成酵素抗体（抗Jo-1抗体を含む）陽性
   (9) 筋生検で筋炎の病理所見：筋線維の変性および細胞浸潤
2. **診断のカテゴリー**
   皮膚筋炎：(1)の皮膚症状の(a)～(c)の1項目以上を満たし，かつ経過中に(2)～(9)の項目中4項目以上を満たすもの．
   なお，皮膚症状のみで皮膚病理学的所見が皮膚筋炎に合致するものは，無筋症性皮膚筋炎として皮膚筋炎に含む．
   多発性筋炎：(2)～(9)の項目中4項目以上を満たすもの．
3. **鑑別診断を要する疾患**
   感染による筋炎，薬剤誘発性ミオパチー，内分泌異常に基づくミオパチー，筋ジストロフィー，そのほかの先天性筋疾患，湿疹・皮膚炎群を含むその他の皮膚疾患

表3　「自己免疫疾患に関する調査研究班」策定の診断基準　　　　　　　（難病情報センター）[4]

どんな治療・リハが行われますか

多発性筋炎，皮膚筋炎の治療は，免疫抑制が中心となります．副腎皮質ステロイドホルモンとメトトレキサートやアザチオプリンなどの免疫抑制薬との組み合わせが第一選択となります．重症例には免疫グロブリンの頸静脈投与，血漿交換療法，その他の免疫抑制薬が用いられることがあります．

間質性肺炎合併例には，副腎皮質ステロイドホルモンが第一選択であるとともに，アジュバント製剤が追加されることがあります．間質性肺炎は次の悪性腫瘍とともに生命予後を左右する重要な合併症ですので，優先的に治療することが求められます．

悪性腫瘍は，前述したもののほかに膵が

ん，胃がん，大腸がん，膀胱がんなどほぼ全身の悪性腫瘍の発生率が上がるため，十分な検索を行う必要があります．また，筋炎発症時に悪性腫瘍がみられなくても，患者の状況にもよりますが，発症後5年までを目安に繰り返しスクリーニングを行うことが勧められます．

リハに関しては，筋力低下の部位，程度に応じてADLを確立することが目的となります．炎症の強い時期には積極的な筋力強化を避け，関節可動域の維持が中心になります．炎症が強くない，ないし抑えられたと判断されれば，筋力強化運動や基本動作練習が開始されます．筋力強化の際には，特に筋力が著しく低下している筋の負荷量に注意を払う必要があります．特に開始初期は疲労の状況などをモニターしながら，過大な負荷にならないよう注意を払います．長期に筋力低下が残存する場合は，必要に応じて杖や車椅子などを処方します．

また，嚥下障害が認められることが少なくありません．必要に応じ，嚥下造影検査（VF）などで評価を行います．咀嚼筋，口腔・咽頭筋の筋力低下が中心であることが多いですが，食事形態の調整，場合により経管栄養や補助食品を利用しながら，栄養を確保するとともに，適切な嚥下法などの練習を行います．

予後はどうですか

間質性肺炎，悪性腫瘍合併例では，発症まもなく死の転帰をとる場合もあります．5年生存率は全体で80〜90％といわれています．

機能的には寛解が得られれば，それ以上進行しないと考えられていますが，後遺症として筋力低下を残す場合があります．また，再燃を繰り返すものもあります．

（花山耕三）

文献

1) Dimachkie MM, et al：Idiopathic inflammatorymyopathies. *Neurol Clin* **32**：595-628, 2014.
2) Bohan A, Peter JB：Polymyositis and dermatomyositis (first of two parts). *N Engl J Med* **292**：344-347, 1975.
3) Bohan A, Peter JB：Polymyositis and dermatomyositis (second of two parts). *N Engl J Med* **292**：403-407, 1975.
4) 難病情報センター：http://www.nanbyou.or.jp/entry/4080（2017年10月26日閲覧）

佐々木さんの その後

　佐々木さんは総合病院に入院し，検査を受けました．血清クレアチンキナーゼ(CK)は4,600IU/Lに上昇していました．CRPは軽度上昇，間質性肺炎のマーカーであるKL-6はわずかに上昇しており，胸部CTでは両側肺底に斑状影が認められました．筋電図，筋生検も行われました．悪性腫瘍の検索では，問題となる所見はありませんでした．肺病変はその時点では特に治療の必要はないと判断されましたが，症状，検査所見より皮膚筋炎と診断され，副腎皮質ステロイド投与が開始されました．

　また，入院直前よりしゃべりにくいと感じるとともに，物が飲み込みにくくなり，食事が少ししかとれない状態が続いていました．入院後の摂食状態は，軟菜食であれば飲み込むことは可能でしたが，食事中に疲れてくると飲み込みが困難になりむせがみられ，主食3割，副食6割程度の摂取でした．リハ科に依頼され，嚥下造影検査が施行された結果，喉頭蓋谷への食塊の貯留，咽頭収縮力の低下と食道入口部開大不全，食塊の喉頭侵入が認められました．液体は少量であれば嚥下可能でしたが，量が多くなると誤嚥の危険が増すと考えられました．咽頭の感覚は保たれていると判断されました．また，嚥下中に頸部が後屈してしまうことがあり，誤嚥の危険を増すと考えられました．

　評価の結果，頸部を後屈しないよう気をつけながら，ひと口量を調整すること，咽頭に残っている感覚があるときは，複数回嚥下，咳払いを行うようにし，状況によりとろみ茶との交互嚥下を行うことにしました．

　四肢の筋力低下は入院後ほとんど進行せず，血液データの改善を待って理学療法が開始されました．全身の筋力低下はありましたが，徐々に改善して歩行可能となり，自宅に退院しました．

08 筋強直性ジストロフィー

　40歳の青木哲也さんは，会社の健診で上部消化管の透視の検査を受けた際に，バリウムがうまく飲めていないことを指摘されました．本人はそれまで普通に会社勤めをしており，これといった既往歴も自覚症状もありませんでした．健診担当医の紹介で近くの病院を受診した際に，前頭部の脱毛と特徴的な顔貌（がんぼう），四肢の筋力低下，手を強く握るとすぐに開けないことなどより，筋強直性（きんきょうちょくせい）ジストロフィーを疑われました．筋ジストロフィー患者を数多く診ている専門病院の神経内科を紹介され，外来を受診しました．その際に症状や診察所見から，筋強直性ジストロフィーが強く疑われること，筋強直性ジストロフィーは徐々に筋力が低下していく疾患であること，確定診断には遺伝子検査が必要でありこれは血液検査であること，もし本疾患であった場合には全身の臓器のいずれかに病気が隠れている可能性があるので，ひと通り検査を受けたほうがよいことを説明されました．その日は，遺伝子検査に同意し，採血されて帰宅しました．

　後日知らされた検査結果は，筋強直性ジストロフィーに合致する遺伝子異常が認められるというものでした．青木さんは独身で，父親はすでに他界し，母親と2人暮らしです．母親は60歳を過ぎており，自分が働けなくなったり，介護が必要になった場合のことを含め，多くの心配が湧き起こってきました．

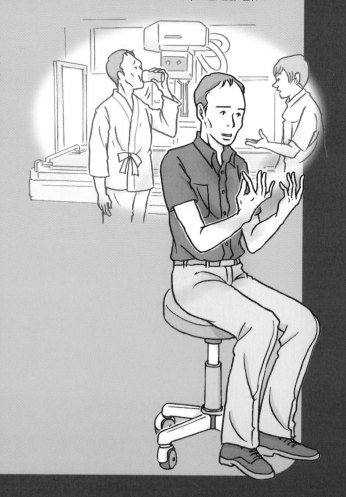

筋強直性ジストロフィーとは？

どんな人がなりやすいですか

　筋強直性ジストロフィー（myotonic dystrophy）は，筋ジストロフィー（コラム❶）の1つの病型です．筋強直性ジストロフィーは成人発症の筋ジストロフィーの中で最も多いといわれていますが，必ずしも成人になってから発症するとは限らず，出生時にすでに症状を現しているいわゆる先天性筋強直性ジストロフィー（コラム❷）も同じ疾患です．本疾患には，タイプ1とタイプ2の2種類があり，それぞれ原因遺伝子が異なります．タイプ1は，別名Steinert（スタイナート）病ともよばれます．わが国ではタイプ2はまれで，ほとんどがタイプ1なので，主にタイプ1について説明します．

　筋強直性ジストロフィーは常染色体優性遺伝であり，その有病率はわが国で10万人に1人とされていますが，カナダのケベックなど諸外国では高い有病率を示している地域が知られています．

どんな病態ですか

　タイプ1の原因遺伝子は，19番染色体上のDMKP（myotonic dystrophy protein

筋ジストロフィー

　筋ジストロフィーは，骨格筋の変性，壊死を主病変とし，臨床的には進行性の筋力低下をみる遺伝性の疾患であるとされています．ただし，筋病理学的に疾患を規定する特異的構造物（ネマリンやグリコーゲンの蓄積など）がみられた場合は除外されます．従来，筋ジストロフィーの病型はその遺伝形式と臨床症状から分類されてきましたが，現在では遺伝子異常がほぼ解明され，それに沿った分類に改められています．

先天性筋強直性ジストロフィー

　出生時より筋緊張低下，呼吸筋障害による呼吸不全を認めることが多く，多くが人工呼吸器管理を必要とします．哺乳障害も多く認められ，新生児期，乳児期に死亡することもまれではありません．その後の発達は，運動面に関してはほとんどが独歩可能になりますが，精神発達遅滞はほぼ全例に認められます．幼児期，小児期は，運動面よりも精神遅滞や行動異常が問題となります．青年期以降は，筋力低下や各臓器の合併症がみられるようになり，症状は徐々に進行します．

kinase；筋強直性ジストロフィー蛋白キナーゼ）遺伝子のCTG反復配列にてその配列の長さが異常に延長していることによるとされていますが，その反復回数が増えるにしたがって，より早く発症すると考えられています（コラム❸）．

筋強直性ジストロフィーの症状は多彩であり，筋のみでなく全身の臓器に及びます（図1）が，その発症時期，重症度にはかなりばらつきがあります．また，必ずしもすべての症状が揃うわけではありません．成人発症の筋強直性ジストロフィーの症状には次のようなものがあります．

①形態的特徴

前頭部の脱毛が若い年齢から多くみられます．男性に多いですが，女性にもみられることがあります．口蓋（こうがい）の形態や顔面筋の筋量減少により，特徴的な顔貌（斧様顔貌（おのよう））（図2）が多くみられます．

②筋力低下

一般に筋疾患は近位筋優位の筋力低下をきたすことが特徴ですが，本疾患では手指の巧緻性の低下や下垂足（かすいそく）など遠位筋，胸鎖乳突筋（きょうさにゅうとつきん）の筋力低下が早い時期からみられることが多いです．また，顔面筋の筋力低下から眼瞼（がんけん）下垂や表情に乏しい独特の顔貌を呈することも

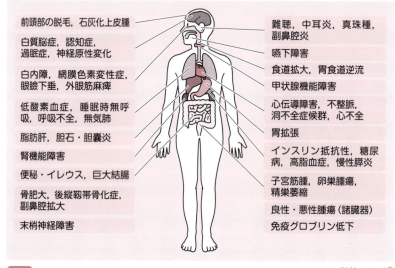

図1　多臓器の症状

（松村，2016）[2]

 CTG反復配列

DNAから転写される塩基配列は3個1組となっており，これをコドンとよびます．この疾患では，C（シトシン）T（チミン）G（グアニン）の配列が本文に述べた染色体上で異常に多く繰り返され，その回数が発症時期や重症度に影響するとされます．健常者では5～37回の反復ですが，50回未満の反復では症状は出ず，60回までなら高齢者になって発症，500回までなら中年になって発症するといわれています．本疾患の患者では4,000回までの反復が知られています．

多くみられます．筋力低下の進行は一般に緩徐です．

③ミオトニア

本疾患の特徴である筋強直現象（ミオトニア）は，筋収縮後の弛緩が速やかに起こりにくいことをいいます．この筋弛緩の障害はどの筋肉でも，またさまざまな場面でも起こりますが，把握ミオトニアと叩打ミオトニアが有名です．把握ミオトニアは強く手を握ったあとに非常にゆっくりとしか開くことができない現象をいいます（図3）．叩打ミオトニアは筋腹をハンマーなどで叩くと持続的な収縮が起こる現象をいいます．そのほか，眼を強く閉じるとすぐに開くことができない，強く噛みしめると口が開きにくくなるなどという現象もミオトニアによるものと考えられます．

④中枢神経系

知的障害がみられることがあります．先天性筋強直性ジストロフィーでは必発といわれていますが，成人発症には必ずしも伴うわけではありません．日中の傾眠傾向も指摘されていますが，呼吸障害による低換気や睡眠障害の影響のためであることもあります．

⑤消化器系

胆嚢炎や胆嚢の機能異常が多くみられます．そのほか，消化管の運動の低下，下痢や便秘などが高頻度でみられます．

⑥摂食嚥下障害

摂食嚥下障害が非常に多くみられます．嚥下障害による窒息や肺炎は死因につながることが多いですが，一方で患者の自覚に乏しく注意が必要です．本疾患では嚥下の各期すべてに問題があることが多く，十分な評価が必要です．

先行期では，飲み込める量以上に食べ物を口に詰め込むことがあり，その場合窒息の危険があります．準備期では，咀嚼筋力低下があり十分な食塊形成ができないことがあります．口腔～咽頭期は，筋力低下の進行にしたがって，嚥下困難や誤嚥がみられるようになります．食道運動も低下していることがあり，食事中に食道に食物が滞留することがあります．

⑦眼症状

白内障が多くみられます．

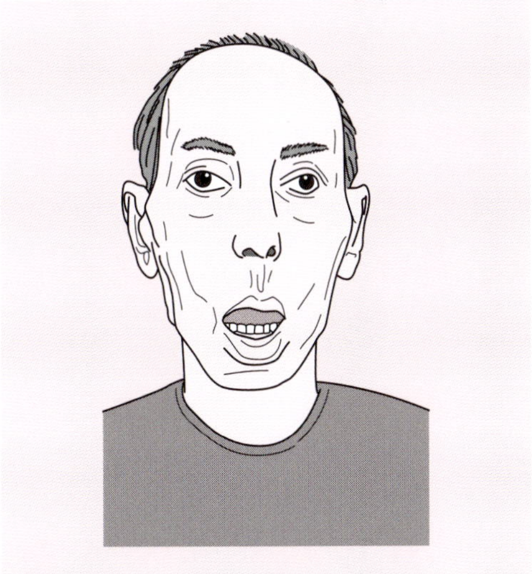

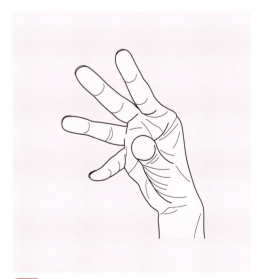

図2 筋強直性ジストロフィーに特有な顔貌
前頭部の脱毛と側頭筋萎縮がみられる．

図3 把握ミオトニア
手を強く握ったあとに，開こうとしているところ．

⑧心疾患

　心伝導障害や不整脈がよくみられます．これらは，突然死の原因になりうると考えられています．

⑨呼吸器系

　横隔膜をはじめ呼吸筋の筋力低下やミオトニアによる呼吸障害が指摘されていますが，呼吸障害の原因はこれのみではなく中枢性低換気の要素も大きいとされており，複雑です．前述した嚥下障害の影響もあり，肺炎が本疾患の死因の多くを占めています．

⑩内分泌系

　甲状腺，膵臓，下垂体，性腺などの機能異常が指摘されています．なかでも，耐糖能異常，糖尿病は高頻度です．

 どのように診断されますか

　遺伝子診断が確定診断となりますが，この疾患は明らかな症状があっても患者自身が自覚していないことが多いという特徴があります．そのような患者の早期診断のためのスクリーニング検査（図4）が開発されています．また，遺伝性疾患ですので家族歴の聴取は重要です．臨床症状で筋疾患が疑われた場合，次のような検査を行う場合がありますが，必ずしも確定診断につながるものではありません．

①筋電図検査

　遺伝子診断が確立する前は最も有力な補助診断として用いられていました．ミオトニー放電と筋原性変化が特徴的です．ミオトニー放電とは，電極針の刺入時に通常は瞬間的にしかみられない電気信号が長時間持続するもので，スピーカーから聞こえる音が連続的に大きくなったり小さくなったりすることが特徴的で，急降下爆撃音と呼ばれます．

②血清クレアチンキナーゼ（CK）

　筋疾患の一病型ですが，値が上昇しても軽度のことが多く，無症状の症例ではしばしば正常範囲です．

③筋生検

　症状のある患者では，筋線維の大小不同，タイプⅠ線維の萎縮など異常所見が認められることがあります．

④脳MRI

　脳の萎縮がみられることがあります．

 どんな治療が行われますか

　筋強直性ジストロフィーは遺伝子異常による疾患ですが，現在のところ根本的な治療法は知られていません．現在，いくつかの治験が行われていますが，実用には至っていません．そのため，それぞれの症状や合併症に対して対策をとることが治療となります．

①四肢・体幹の筋力低下に対するアプローチ

　進行する筋力低下などに伴う障害に対しては，必要に応じて理学療法，作業療法などが導入されます．

　筋力低下の進行や分布にはばらつきがありますが，頸部，体幹筋や四肢の遠位筋が早期に侵されることが多いとされています．必要に応じて拘縮予防や筋力強化を行います．また，下垂足や鶏歩（p60，コラム参照）が認められた場合には短下肢装具が，膝折れや反張膝（p82，コラム参照）が認められた場合には膝装具が処方されることがあります．

　進行すると，立ち上がりや歩行が困難となりますが，動作練習，介助方法の指導，環境整備，車椅子の導入などで対処されます．

②摂食嚥下障害に対するアプローチ

　自覚症状に乏しくても，摂食嚥下障害に対しては十分に注意を払い，評価を行う必要があります．本疾患では進行が緩徐なので，代償動作などを自分で習得していることが多くみられます．しかし，その時点での嚥下の問題を明らかにし，患者にフィードバックしつつ，より安全な摂食方法を指導する必要があ

筋強直性ジストロフィースクリーニング問診票

以下の質問の当てはまる回答にチェック（☑）を付けて下さい

1. 仰臥位（あお向けに寝た姿勢）から手を使わずに頭を持ち上げることができますか

    □ できる　　□ できない

    ＊頭が床から離れなければいけません．上肢は体の横でも構いませんが床に押し付けたり体や服をつかんだりしてはいけません

2. 仰臥位（あお向けに寝た姿勢）から手を使わずに起き上がる（座位になる）ことができますか

    □ できる　　□ できない

    ＊上肢は体の横でも構いませんが床に押し付けたりしてはいけません．下肢は伸ばしても足首を押さえてもらっても構いません

3. 新品のペットボトルのふたを指で開けられますか

    □ できる　　□ できない

    ＊未開封のペットボトルで判断下さい．開栓に道具や指以外の部位を使う必要がある場合は「できない」とします

4. 強く力を入れると力が抜けにくいことがありますか（例：手を強く握ると素早く開きにくい，強く目をつぶると開きにくい，顎を強くかみしめると口が開きにくい，など）

    □ ある　　□ ない

    強く握った手を開こうとしているところ（握った力が抜けないため素早く開かない）．繰り返すと開きやすくなることが多い

5. 血縁者（兄弟姉妹，両親，子供，祖父母，おじ・おば，従兄弟，孫など血のつながりのある方全て）に筋肉の病気にかかった方はおられますか

    □ いる　　□ いない

    ＊病気の種類は問いません．配偶者（夫や妻）および配偶者の血縁者は含みません

国立病院機構刀根山病院作成2014年6月版

図4 筋強直性ジストロフィースクリーニング問診票

ります．本疾患では，自覚症状に乏しいことに加え，コンプライアンスが悪いことが多いので，家族を含めて十分に状況を伝えて指導する必要があります．

③心疾患に対するアプローチ

心伝導障害や不整脈に対して，薬物治療のほか，ペースメーカー植え込みやカテーテルアブレーションが行われることがあります．

④呼吸障害に対するアプローチ

低換気になっていても自覚に乏しいことが特徴ですが，状況により非侵襲的陽圧換気療法（NPPV）（p30コラム参照）が導入されます．

⑤その他の合併症に対するアプローチ

糖尿病をはじめとするさまざまな合併症に対して治療が行われます．

予後はどうですか

重症から軽症まで重症度が多岐にわたり，特に軽症では診断されないまま亡くなる例も多いと考えられているので，正確な統計をとることは難しいと思われますが，厚生労働省研究班の調査では20年前の平均死亡年齢が55歳であったものが，2015年の調査では62歳とゆるやかな予後の改善が認められています．筋力低下が進行すればADLに介助を要するようになること，多臓器にさまざまな障害が現れること，その治療，管理に無自覚なことが多くしばしば治療に難渋することなどより，生命予後は健常者より悪くなっています．死因は呼吸不全と呼吸器感染が50％以上を占めていましたが，その割合は少しずつ減少し，心臓関連死の割合が少しずつ増えています．

〈花山耕三〉

文 献

1) Turner C, Hilton-Jones D：The myotonic dystrophies：diagnosis and management. *J Neurol Neurosurg Psychiatry* **81**：358-367, 2010.
2) 松村 剛：筋強直性ジストロフィーとはどんな病気か．難病と在宅ケア **22**(9)：5-8, 2016.

青木さんのその後

　青木さんは検査結果を受けて，筋ジストロフィーの専門病院に検査入院をしました．耐糖能異常，脂質異常症が指摘され，食事療法を指導されました．白内障も指摘されましたが，経過観察になりました．遠方でしたが，リハを含めた多くの同疾患の経験があることから，その専門病院に定期的に通院することにしました．

　しばらくは，以前通り会社勤務を続けていましたが，徐々に歩行が不安定となり，階段で転倒するというエピソードもありました．また，椅子からの立ち上がりに次第に努力を要するようになってきました．専門病院のリハ科で下肢装具が検討されましたが，その時点では必要ないと判断され，杖を用いて注意して歩行することや動作の指導で経過をみることになりました．

　経過中に，白内障の手術を受けたり，不整脈が指摘され，心臓ペースメーカー植え込み術を受けたことがありました．また，食事を喉に詰まらせたことがあり，検査を受けた結果，固形物のひと口量をコントロールするように指導を受けました．

　その後，専門病院の神経内科，リハ科で定期的にチェックを受けていましたが，徐々に筋力低下は進行し，普段の移動は車椅子，屋内では両ロフストランド杖と両膝装具で短距離歩行が可能という状態になりました．また，立ち上がりが困難となり，介護者である母親の介護負担も増してきました．自宅での生活が困難となっており，専門病棟に入院すべきかどうか母親と相談しているところです．

08 筋強直性ジストロフィー

重症筋無力症

　重症筋無力症（myasthenia gravis；MG）は，神経筋接合部の伝達が障害されて起こる自己免疫疾患です．神経筋接合部のシナプス後膜上の抗原に対する自己抗体の作用によると考えられており，抗体の種類としてはアセチルコリン受容体（AChR）抗体や筋特異的受容体型チロシンキナーゼ（MuSK）抗体などが知られています．有病率は，わが国の調査では人口10万人あたり11.8人（2006年）との報告があります．

症状

　症状は，筋収縮の反復，持続に伴って骨格筋の筋力低下が起こり，これが休息によって回復すること，症状に日内変動があり，夕方に症状が悪化すること，日によって症状が変動することが特徴です．初発症状として多いのは，眼瞼下垂や複視ですが，四肢の筋力低下，球症状，顔面筋低下，呼吸困難から始まることもあります．眼症状や四肢の筋力低下は本疾患の中心的な症状ですが，中には球症状や呼吸障害のみを呈する症例もあります．また，Basedow（バセドウ）病，橋本病などの甲状腺疾患，関節リウマチや全身性エリテマトーデスなどの膠原病など，ほかの自己免疫疾患の合併も少なくありません．

診断

　重症筋無力症の診断は，症状，自己抗体の有無，神経筋接合部障害を証明する各種検査によりなされます．易疲労性や日内変動のある症状があり，前述した特異的な自己抗体が検出されれば診断は容易です．検査には，眼瞼の易疲労性試験，アイスパック試験，テンシロン®（塩酸エドロホニウム）試験，反復刺激試験，単線維筋電図などがあります．

　①**眼瞼の易疲労性試験**：1分間の上方視を行わせ，眼瞼下垂の出現または増悪をみるものです．

　②**アイスパック試験**：冷凍したアイスパックを3〜5分間上眼瞼に押し当てて眼瞼下垂が改善するかどうか判定するものです．

　③**テンシロン®（塩酸エドロホニウム）試験**：アンチレクスを静脈内投与することにより眼瞼下垂が改善するかどうかを判定するものです．

　④**反復刺激試験**：鼻筋，僧帽筋，手内筋などに表面電極を貼付し，電気刺激を連続で行いその複合筋活動電位（CMAP）の振幅の減衰をみるものです．

　⑤**単線維筋電図（single fiber electromyogram）**：微小電極を埋め込んだ特殊な針を筋肉に刺し，単一筋線維の活動電位を記録するもので，同じ運動単位に属する異なる筋線維の活動電位を記録することができます．同一運動単位内の筋線維は，基本的に毎回同じタイミングで発火するはずですが，そのばらつきをjitter（ジッタ）といい，これが増大することは神経筋接合部の異常を示すとされます．重症筋無力症ではその増大がみられるとされています．

治療

　重症筋無力症の治療は免疫療法が基本で，補助的に対症療法を行います．寛解に至るものは20％未満とされ，治療が長期にわたることを意識する必要があります．日本神経学会のガイドラインでは経口プレドニゾロンの服用量が1日5mg以下でminimal manifestations（軽微症状：軽微な筋力低下は存在するが，日常生活には支障がない状態）という，よりよい状態を保つことを目標とすべきとしています．治療手段としては，経口ステロイド，抗コリンエステラーゼ薬，免疫グロブリン大量静注療法，免疫抑制薬などがあります．胸腺摘除が行われる場合もあります．

　呼吸困難から急激な増悪をみて呼吸不全に陥り気管挿管，人工呼吸器管理が必要な状態になった状態をクリーゼといいます．重症筋無力症患者のうち10～15％がクリーゼを経験するとされ，決してまれではないので，早期に発見すること，そして症状が急激に増悪することがあるので気道確保のタイミングを逸しないことが重要です．治療は血液浄化療法や免疫グロブリン静注療法ですが，呼吸管理については気管切開を極力避け，状況に応じて気管挿管あるいは非侵襲的陽圧換気療法（NPPV）（p30コラム参照）の使用が勧められています．また，この状態では呼吸筋力低下のため気道分泌物の除去が困難となりますので，必要に応じ各種排痰手技を導入します．

　日常生活では，増悪につながる感染症や過労，精神的ストレスを避けることや，体温上昇が症状を増悪させるので炎天下での外出を控えるように指導します．また，薬剤の相互作用にも注意する必要があります．

　重症筋無力症の死因は呼吸不全，心合併症，敗血症などとされますが，早期ないし入院中の死亡率は数％です．しかし，前述したように寛解率が低いため，多くの例で生涯治療が必要となります．

〔花山耕三〕

文献

1) 日本神経学会監：重症筋無力症診療ガイドライン，南江堂，2014．

09 ポストポリオ症候群

59歳の内山真二さんは1歳半のときにポリオに罹り，右下肢に中等度の麻痺が残りました．しかし，幼少期よりリハを一生懸命頑張り，装具と松葉杖を使用すれば少しずつ歩けるようになりました．中学生になると右足首を固定する手術を受け，装具を外して歩けるようになりました．また，北海道在住なので，冬はスキーを楽しんでいました．

銀行に就職し主にデスクワークの仕事をしていましたが，40歳を過ぎた頃から右下肢の痛みが出現し，さらに左下肢の脱力感とともに，特に運動をしたわけでもないのに強い疲労感を感じるようになりました．かかりつけの整形外科を受診しましたが，レントゲン検査で明らかな異常はなく，鎮痛薬と湿布を処方されました．脱力感については，「ポリオの後遺症があるため運動不足からきているのでしょう」と言われ，積極的に運動するように勧められました．

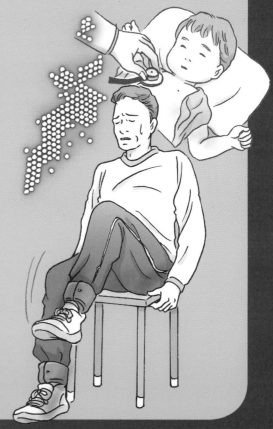

近くのスポーツ用品店で足首に巻く筋力トレーニング用のおもりを購入し，自主的に筋力トレーニングを行っていましたが，運動すればするほど疲労感と脱力感が強まり，左の太ももの筋肉がピクピク痙攣するようになりました．地域の総合病院を受診したところ，神経内科で「痛み，疲労や脱力はポストポリオ症候群によるものかもしれない」と言われ，大学病院のリハ科を紹介されました．大学病院のリハ科では「筋肉や神経の精密検査が終了するまで，筋肉が疲労するような運動は避けてください」と言われました．運動するように勧められたり，無理して運動しないように言われたりするので，内山さんは一体どうしたらよいのかわからず困惑しました．

ポストポリオ症候群とは

ポストポリオ症候群（post polio syndrome；PPS）は幼少期にポリオに罹患し，運動麻痺を克服した後，成人になって再び筋力低下，疲労や疼痛などにより支障をきたす病気です．わが国では2006（平成18）年にポリオとは区別してPPSを障害認定できることになりました．

どんな人がなりやすいですか

PPSは，ポリオ（コラム❶）に罹患し神経症状が出現した人に起こります．通常は幼少期にポリオを発症した後，神経症状が回復して少なくとも15年以上安定した時期を経て，大人になってから発症します．わが国では明治時代後期から10数年ごとの間隔でポリオが流行しており，最も流行したのは1948～61年です．ポリオの全国届出患者数の推移（コラム❷）で年間患者数は100～5,000人でしたが，1961年にポリオワクチン接種が開始され，その後，届出患者数が激減しました．つまり，PPSは現在50歳半ば～70歳代の方が中心ということになります．蜂須賀らの北九州市の調査で，わが国におけるポリオ生存者のPPS発症率は75％と報告されています[1]．

どんな病態ですか

PPSの原因は特定されていませんが，ポリオの急性発症から回復する過程でできあがった巨大な運動単位が変性することによるものと考えられています．ヒトは筋肉を収縮させて，さまざまな関節の運動を行います．筋肉を収縮させる構造の最小単位を運動単位（コラム❸）といいます．ポリオを発症した場合，ポリオウイルスが運動単位を構成する下位運

コラム 1　ポリオ

ポリオとは急性灰白髄炎（poliomyelitis）の略称で，脊髄性小児麻痺（略して小児麻痺）とも呼ばれています．ポリオはピコルナウイルス科，エンテロウイルス属のポリオウイルス（血清型は1～3）が原因ですが，ほとんどの場合，不顕性感染であり発病するのは約4～8％です．経口感染後，腸管や咽頭で増殖し，感染後数週間程度，糞便中にウイルスが排出され，糞口あるいは経口飛沫感染により伝播します．初期には発熱，頭痛，倦怠感，嘔吐や下痢など感冒様症状，急性胃腸炎症状が1～4日続きます．神経症状としては約0.5～1％で無菌性髄膜炎，約0.1％で下位運動ニューロンが障害され，弛緩性麻痺が出現します．

わが国では1961年に生ポリオワクチンが導入され，1980年を最後に自然感染によるポリオは発生していません．さらに2012年に不活化ポリオワクチンが定期接種ワクチンに導入され，ワクチン関連麻痺発生の懸念もなくなりました．世界的には野生株ポリオ常在国はインド，パキスタン，アフガニスタン，ナイジェリアの4カ国で，海外渡航時には注意が必要です．

動ニューロンのいくつかを死滅させますが，幸い生存できた下位運動ニューロンの終末軸索芽が死滅した下位運動ニューロンに接続していた骨格筋線維に再接続し，運動単位を巨大化させます．PPSでは筋肉の過用が引き金になり，巨大運動単位（コラム❹）を制御している下位運動ニューロンに負荷がかかることで発症すると考えられています．

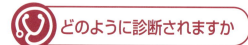

どのように診断されますか

PPSの診断は，ポリオに罹患し麻痺が出現したことを確認できている人が，PPSの診断基準を満たすかどうかで行われます．ポリオに罹患し麻痺が重度であると，しばしば骨の成長障害による脚長差（きゃくちょうさ）や反張膝（はんちょうしつ）（コラム❺）など関節の変形を伴います．

コラム❷ ポリオの全国届出患者数

図Aは1945年以降のポリオの全国届出患者数の推移を示したグラフです．1960年のピーク時には5,606名の届出がありました．図Bはポストポリオ症候群に関して北海道大学病院を受診したポリオ生存者の発症年度分布です．どちらのグラフも1950年と1960年に二峰性のピークがあり，医療機関を受診するポリオ生存者の数が全国届出患者数の推移と一致していることがわかります．

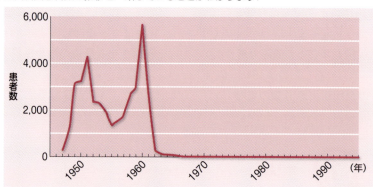

図A　ポリオの全国届出患者数の推移

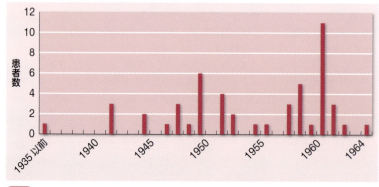

図B　北海道大学病院を受診した発症年度別ポリオ患者数

運動単位

　図のように1つの脊髄前角細胞（下位運動ニューロン），その軸索，神経筋接合部と，その軸索によって支配されるすべての骨格筋線維からなる解剖学的単位を運動単位といいます．脊髄前角細胞から伸びる1本の軸索は末端で枝分かれして終末軸索芽となり，それぞれが個々の骨格筋線維に接続しています．

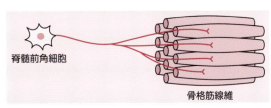

図　運動単位の模式図

巨大運動単位

　針筋電図検査は，筋電計を用いて筋肉に針電極を刺して，運動単位から発生する電気信号を運動単位電位として記録するものです．電気信号の大きさは骨格筋線維の量に関係します．脊髄前角細胞やその軸索が障害されると，周囲に残存している運動単位から障害された運動単位の骨格筋線維に再支配が生じます．1つの脊髄前角細胞が支配している骨格筋線維量が増えると，運動単位電位の振幅が大きくなります．ポリオでは長期間に神経再支配を繰り返した結果，図のように通常の数十倍の大きさの巨大運動単位電位が記録されることがあります．

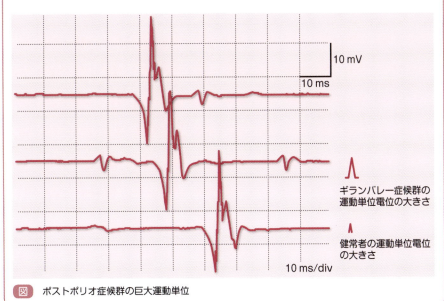

図　ポストポリオ症候群の巨大運動単位

Halstedらの診断基準（1987年）	Gonzalezらの診断基準（2010年）
・麻痺性ポリオの確実な既往． ・部分的あるいはほぼ完全な神経学的・機能的回復． ・少なくとも15年間の神経学的・機能的安定期間． ・安定期間を経過した後に，以下にあげる健康上の問題が2つ以上発生： 　普通でない疲労，筋肉痛，関節痛，麻痺側または健側の新たな筋力低下，機能低下，寒さに対する耐性低下，新たな筋萎縮． ・これらの健康上の問題を説明する他の医学的診断がないこと．	・運動ニューロン消失を伴うポリオによる麻痺があり，急性発症の弛緩性麻痺の病歴および筋力低下と筋萎縮が確認され，しばしば筋電図で脱神経所見を伴う． ・ポリオ急性期を過ぎて，部分的にあるいは完全に機能を回復して神経学的に安定している期間が15年以上持続する． ・進行あるいは持続する新たな筋力低下または易疲労性が，次第にあるいは突然生じる．全身疲労，筋萎縮，筋または関節の痛みを伴うこともあり，まれに呼吸や嚥下に関する障害を生じることがある． ・これらの症状は1年以上持続する． ・これらの症状を呈する神経疾患，内科疾患，整形外科疾患を除外できる．

 表　ポストポリオ症候群の診断基準

 コラム 5　脚長差と反張膝

　ポリオでは麻痺とともに骨の成長障害が起こり，骨盤，大腿骨や下腿骨の左右の大きさに差が生じることがあります（図左）．この左右の下肢の長さの差を脚長差といいます．

　一方，図右のように膝の伸展筋力低下を補うために膝関節を伸展位にロックし続けると，膝が徐々に過伸展した状態になります．この状態を反張膝といいます．

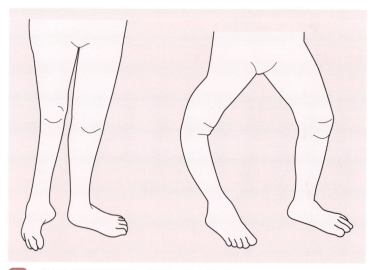

図　ポリオに伴う骨関節障害―脚長差（左）と反張膝（右）

PPSの診断基準はHalstedら（1987年）とGonzalezら（2010年）が提唱したものがあります．2つの診断基準の比較を表に示します．

　2つの診断基準の共通点は次にあげる3つです．①確実にポリオの罹患歴があること，②神経学的あるいは機能的に回復した後，15年以上安定した時期があること，③疲労，新たな筋力低下や筋萎縮，関節痛や筋肉痛を認め，これらの原因となる他の疾患がないこと．

　一方相違点は，Gonzalezらが症状の主体を進行あるいは持続する新たな筋力低下または易疲労性が次第にあるいは突然起こることに限定し，しばしば筋電図で脱神経所見を認めるというところです．さらにHalstedらは寒さに対する耐性低下を含めていますが，Gonzalezらは呼吸障害や嚥下障害を含めているところです．

　診断基準に含まれていませんが，むずむず脚症候群も比較的多いとされています．PPS患者でCTを行うと，筋力低下が軽度な部位でも骨格筋の脂肪変性（コラム❻）をしばし

骨格筋の脂肪変性

　図はポストポリオ症候群患者の大腿部の骨格筋CT画像です．中央の白いドーナツ状の構造は大腿骨です．CT画像で骨格筋は灰色の塊として写り，一方，脂肪は黒く写ります．本来，骨格筋である部分に黒く虫食い像のように写っているのが骨格筋の脂肪変性で，ポストポリオ症候群患者ではしばしば確認できます．

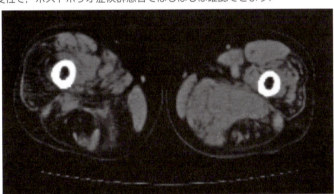
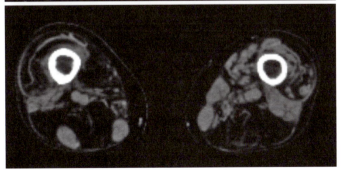

図　ポストポリオ症候群の大腿部骨格筋のCT画像

ば認めます．

どんな治療・リハが行われますか

　乳幼児期にポリオに罹患し麻痺が残存した上下肢を含む骨や関節は成長障害を残します．そのため，成人以降，疼痛や新たな機能障害をきたしてくることがあり，これらを「ポリオ後二次障害」と呼びます．PPSも二次障害に含まれます．PPS自体に効果がある治療はありません．したがって生活指導，運動指導，装具療法などを行います．肥満はPPSの発症リスクを高めるといわれています．生活指導では体重減少や過労，過用を避ける生活を指導します．

　運動指導では過用を避ける必要はありますが，逆に活動量低下による廃用性筋力低下にも注意が必要です．リラクセーションやストレッチとともに筋力維持に努め，麻痺の状況に合わせて最適な有酸素運動（自転車エルゴメータや水中運動など）を行います．

　装具療法は主に下肢の脚長差，変形や筋力低下を補うために検討します．脚長差や足部変形にはアーチサポート，インソールや補正靴を検討し，筋力低下を補うためには短下肢装具や長下肢装具を検討しますが，可能な限り軽量化することや単純に固定するのではなく従来の足の使い方を尊重する必要があります[2]．

予後はどうですか

　ポリオ生存者はそれぞれ麻痺の分布を含め臨床症状が多様であるため，PPSを含むポリオ後二次障害から発生する問題は複雑です．また医療関係者のPPSに関する知識も十分とはいえません．医師だけでなく理学療法士や作業療法士を含めた多職種がポリオ生存者の身体機能を定期的に観察し，PPSの発症や進行状況を把握し，生活指導，運動指導や装具療法などについて適切な対処をできるかどうかが機能的予後に重要となります．

　PPSでは呼吸筋力の低下に加えて，脊柱側弯，肥満や睡眠時無呼吸症候群を合併して，呼吸障害をきたすことがあります．このような場合には陽圧式人工呼吸器を用いて換気を補助する非侵襲的陽圧換気療法（NPPV，p50コラム参照）の適応を考慮する必要があります[3]．

〈松尾雄一郎〉

文　献

1) 蜂須賀明子・他：ポストポリオ症候群　総論—診断・評価．総合リハ **40**(1)：43-47，2012．
2) 鈴木由佳理：ポストポリオ症候群（PPS）．今日の理学療法指針（内山　靖総編集），医学書院，2015，pp306-310．
3) 石川悠加：リハビリテーションアプローチ(3) 呼吸リハビリテーション．臨床リハ **16**(2)：140-144，2007．

内山さんの その後

　筋肉や神経の精密検査を終えて，主治医から痛み，疲労や脱力の原因としてPPS以外に考えられないと告げられました．すでに右下肢の筋力が著しく低下しており，歩行中に膝の力が抜けて転倒することがありました．左下肢に負担がかかるため，このままでは左下肢の筋力低下も進み歩行困難になるかもしれないと言われました．元々骨成長障害から右下肢は左下肢に比べて4cm短く，さらに右膝が過剰に伸びて反対側に曲がる変形が起こり痛みを伴うことから，右下肢に装具を作成することを勧められました．筋力がないため装具を少しでも軽量化するため，足から下腿をプラスチックで作り2cm厚底にして，その上は大腿までの金属支柱付きの頑丈な長下肢装具を作ることにしました．膝の脱力を補助するために歩行中は膝を固定することにしたので，これまでと歩き方が大きく変わるため，入院中にリハをすることにしました．理学療法士から，左下肢の負担を減らすために右手で杖を使う方法とともに，装具を装着した状態での右下肢の動かし方の指導を受け練習しました．さらに階段を上るときは左下肢から上げて，階段を降りるときは右下肢から降ろす練習をして，長距離でなければ何とか歩行して生活できるようになりました．

　最初はこのまま痛みや疲労，脱力がさらに悪くなって，車椅子生活になるのではないかと心配していましたが，今でもデスクワークの仕事を続けながら家族と一緒に生活しています．

顔面神経麻痺—Bell麻痺を中心に

　顔面神経麻痺には中枢性と末梢性がありますが，ここでは「末梢性顔面神経麻痺」の病態と治療について述べます．

　末梢性顔面神経麻痺のうち，原因不明のものをBell（ベル）麻痺といい，これが最も多いとされます．ほかに，水痘帯状疱疹ウイルスの再活性化によるものをRamsey Hunt（ラムゼイ・ハント）症候群と呼び，これが次いで多いとされます．そのほかに，外傷，腫瘍などによっても末梢性顔面神経麻痺が起こりますが，外傷や腫瘍などの場合は，次に説明する病態や治療が当てはまりませんので，除外診断をしっかり行うことが重要です．

Bell麻痺の病態

　以下に，Bell麻痺の病態と治療について述べます．Bell麻痺は，明らかな誘因がなく片側の顔面筋の麻痺を生じるものです．顔面神経は，体性神経と自律神経，求心線維と遠心線維が混在していますが，側頭骨の中の狭い骨道を通ることが特徴です．その途中に膝神経節があり，顔面神経はそこで折れ曲がって走行しています．

　Bell麻痺の発症機序については，顔面神経に感染したウイルスの再活性化により，神経に炎症，浮腫が生じ，狭い骨道の中で神経が絞扼を受けることにより虚血に陥ることと考えられています．発症から2〜3日以内はこのプロセスの進展により麻痺が重度化することがあります．その絞扼の程度により脱髄，軸索断裂，神経断裂のいずれかの神経損傷が生じると考えられています．

　原因となるウイルスは，最近ではHSV-1（単純ヘルペスウイルス1型）が多数を占めると考えられています．

Bell麻痺の症状

　Bell麻痺の主な症状は，片側の前頭筋を含む顔面筋の筋力低下ですが，閉眼が困難となるため，兎眼*が多くみられます．その他，味覚障害をきたすことがあります．その後，麻痺は回復に転じますが，脱髄のみの場合は3週間以内に，脱髄と軸索断裂のみの場合は3カ月以内に完治するとされています．しかし，これに神経断裂が加わるとそれ以上の期間がかかり，しかも回復が不完全で後遺症を残すといわれています．比較的早期にこの予後を予測する方法としてelectroneurography（ENoG）とよばれる誘発筋電図検査があります．

　顔面神経の解剖学的特徴としては，神経束構造がなく個々の神経線維が密接していることがあげられます．神経束構造があれば，活動電位の伝導が他の神経線維に伝わることもなければ，神経が断裂した際に，他の神経とつながる可能性も低いのですが，この特徴のために脱髄による接触伝導や神経断裂後の迷入再生が起こりやすいとされています．

＊兎眼：眼瞼が閉じられず，角膜が露出した状態をいいます．乾燥のため上皮びらんやそれに伴う疼痛，充血，視力低下などを呈し，兎眼角膜炎をきたすことがあります．

Bell麻痺の後遺症

Bell麻痺の後遺症では，麻痺の不完全な回復よりも病的共同運動が問題とされます．病的共同運動とは神経の迷入再生に起因するもので，①自覚的なこわばり感，②外見的にも麻痺側がひきつったような感じで，鼻唇溝が深くなったりする，③閉眼すると口角が引っ張られる，口角を動かすと閉眼してしまうなど，従来分離して動くべき筋が同時に収縮してしまう，④食事中に涙が出る（ワニの涙現象）などの症状があります．病的共同運動は一般に発症後4カ月以降に出現するとされます．

Bell麻痺の治療

Bell麻痺の治療は，おおまかに次のように行われます．

①**急性期**：発症直後は神経の浮腫を抑えることが神経損傷の軽減につながりますので，副腎皮質ホルモンの投与が行われます．神経管を開放して神経損傷の軽減を図る神経減荷手術が行われることがあります．

兎眼に対しては，眼軟膏などで眼球結膜の保護を図ります．

②**発症後3カ月以内**：以前は筋力強化としての顔の体操や低周波治療が行われていましたが，現在では麻痺の回復は自然回復に任せ，次のような方針で理学療法ないし自主トレーニングが行われることが推奨されるようになりました．

・強い自動運動を行わない．

・低周波を行わない．

・筋肉をほぐすマッサージを自己で行う．

・眼瞼挙筋による開瞼運動を行う．

眼瞼挙筋は顔面神経支配でなく，眼輪筋の拮抗筋として働くため，その強化が推奨されます．

③**共同運動出現後**：病的共同運動が出現したら，口角が動かないように閉眼する，閉眼しないように口角を動かすなどの運動を視覚，触覚でフィードバックしながら行うことを追加します．

回復は，最終的に発症後1年くらいが目安とされますが，神経障害が重度であれば麻痺は不完全な回復にとどまります．

④**それ以降**：ボツリヌス療法や形成外科的手術などが行われる場合があります．

（花山耕三）

文献

1) 古田 康：Bell麻痺とHunt症候群の発症メカニズム．*MED REHABIL* **126**：1-5, 2010.
2) 村上 健：顔面神経麻痺のリハビリテーション．*ENTONI* **198**：61-67, 2016.

索引

和文

あ

アイスパック試験	76
アザチオプリン	65
アジュバント製剤	65
アセタゾラミド	19
アセチルコリン受容体刺激薬	44
アセチルコリン受容体抗体	76
アパシー（無感情）	6
アミトリプチリン	43
アンヘドニア（無快感）	6
悪性腫瘍	64, 65
脂顔（oily face）	6
淡路基準	27

い

インターフェロンベータ（INFβ）注射薬	42
易疲労性試験	76
胃瘻	31
異常感覚性疼痛	43
遺伝子異常	16
遺伝子解析	15
遺伝子検査	59
遺伝子診断	72
遺伝性運動感覚性ニューロパチー	57
遺伝性脊髄小脳萎縮症	17, 21
一次進行型MS	36

う

ウートフ徴候	38, 44
うつ症状	6
運動ニューロン疾患	26
運動ニューロン障害	26
運動経路	57
運動失調	14, 38
——に対するリハビリテーション	20
運動神経	57
運動単位	79, 81
運動分解	14
運動麻痺	38

え

エダラボン	29
栄養障害	31
鉛管様固縮	5
塩酸エドロホニウム（テンシロン®）試験	76

お

嚥下障害	6, 9, 14, 31, 38, 63, 66
嚥下造影検査（VF）	31
オリーブ橋小脳萎縮症	16
おもり負荷	20
凹足	59, 60
斧様顔貌	70

か

カフ・マシーン	30
仮性球麻痺	38
仮面様顔貌	5
家族性	25
家族性痙性対麻痺	17
外眼筋	37
外部刺激	5, 8
踵膝脛試験	14
鉤爪趾	59
換気障害	29
間質性肺炎	64, 65
感覚経路	57
感覚神経	57
感染症	47
関節可動域（ROM）訓練	49
丸薬丸め運動	4
眼球運動障害	14, 37
眼瞼の易疲労性試験	76
眼瞼下垂	70
眼振	14
顔面神経麻痺	86

き

ギラン・バレー症候群（GBS）	47
企図振戦	14
起立訓練	50
起立性低血圧	5
偽ミオトニー放電	64
脚長差	80, 82
逆シャンペンボトル型筋萎縮（こうのとりの足）	58
急性散在性脳脊髄炎（ADEM）	40
救急蘇生バッグ	30
球後視神経炎	37
球麻痺	29, 38
巨大運動単位	80, 81
去痰困難	30
胸腺摘除	77
筋MRI	64
筋萎縮（性）	25, 26
筋萎縮性側索硬化症（ALS）	25
筋炎	64
筋強直現象（ミオトニア）	71
筋強直性ジストロフィー	69
筋強直性ジストロフィーの症状	70
筋弛緩薬（抗痙縮薬）	42
筋症状	63
筋生検	64, 72
筋電図検査	72
筋特異的受容体型チロシンキナーゼ抗体	76
筋力低下	26, 66, 70

く

クリーゼ	77
首下がり	5

け

経口ステロイド	77
経口プレドニゾロン	77
痙縮	14, 27, 42
痙性対麻痺	38, 42
傾眠傾向	71
鶏歩	59, 60
血液浄化療法	49, 77
血漿交換療法	41
血清クレアチンキナーゼ（CK）	28, 64, 72
血中自己抗体	49
幻視	6
原発性側索硬化症	26

こ

コドン	70
コミュニケーションエイド	31
こうのとりの足（逆シャンペンボトル型筋萎縮）	58
呼吸障害	29, 72, 84
呼吸不全	25
固縮	5
孤発性脊髄小脳変性症	16
甲状腺刺激ホルモン放出ホルモン	19
叩打ミオトニア	71
巧緻運動訓練	50
抗コリンエステラーゼ薬	77
抗コリン薬（副交感神経遮断薬）	44
抗パーキンソン病薬	7
抗痙縮薬（筋弛緩薬）	42

索引		
抗GM1抗体	49	
抗GQ1b抗体	49	
構音障害	9, 14, 31, 38	
告知	28	
腰曲り	5	
骨格筋の脂肪変性	83	

さ
再発寛解型MS	36
猿手	50

し
シャイ・ドレーガー症候群	16
シャルコー・マリー・トゥース病(CMT)	57
──の原因遺伝子	58
しゃがみ立ち運動	20
四肢・体幹の運動障害	29
姿勢異常	5
姿勢反射障害	5
指定難病	13, 35
指定難病(特定医療費)受給者証	13
脂肪変性	83
視覚誘発電位	37
視神経脊髄炎(NMO)	35
視神経脊髄炎(NMO)の診断基準	41
視力障害	37
歯状核赤核淡蒼球ルイ体萎縮症(DRPLA)	17
自己抗体	64
自己免疫	47
自己免疫疾患	76
「自己免疫疾患に関する調査研究班」策定の診断基準	65
自律神経症状	5
自律神経障害	15
尺骨神経麻痺	51
若年性パーキンソニズム	3
重症筋無力症(MG)	76
小児麻痺	79
小脳性運動失調	13, 17
衝動性運動	14
食事性低血圧	5
心筋炎	64
心伝導障害	64
神経ブロック	42
神経因性膀胱	44
神経伝導検査	27, 64
振戦	4
進行性核上性麻痺(PSP)	4

進行性球麻痺	26
進行性筋萎縮症	26
進行抑制	42
深部腱反射	27
人工呼吸療法	30

す
スタイナート病	69
ステロイドパルス療法	41
スプリント	50
すくみ足	5, 8
睡眠時無呼吸	21
睡眠障害	6
錐体外路症状(パーキンソニズム)	14
錐体路症状	14
髄液検査	39
髄液蛋白細胞解離	48
髄鞘塩基蛋白(MBP)	39

せ
正中神経麻痺	51
咳介助	30
脊髄小脳萎縮症(SCA)	17
脊髄小脳変性症(SCD)	13
──の分類	16
脊髄性運動失調	15
脊髄性小児麻痺	79
摂食嚥下障害	71
先行感染	47
先天性筋強直性ジストロフィー	69
線維自発電位	64
線維束電位	28, 29
線維束攣縮	26, 27
線条体黒質変性症	16
前傾姿勢	5, 8

そ
早期動員	64
装具療法	84
足底板	20

た
タルチレリン水和物	17
多系統萎縮症(MSA)	4, 13, 16
多発関節痛	64
多発神経炎	47
多発性筋炎	63
多発性硬化症(MS)	35
──の診断基準	40
垂れ手	50, 52
体幹失調	14

耐糖能異常	72
大脳皮質基底核変性症(CBD)	4
脱神経	28
脱髄	36
脱髄疾患	35
単純ヘルペスウイルス1型	86
単線維筋電図	76
短下肢装具(AFO)	50
短対立装具	51
断綴性言語	14
弾性帯	20

ち
知的障害	71
蓄尿障害	38, 44
中枢神経変性疾患	4
中脳黒質変性症	3
虫様筋カフ	51
跳躍伝導	36
直腸障害	38

て
テンシロン®(塩酸エドロホニウム)試験	76
デビック病	35
低血圧	5
電気診断	27
電気生理学的検査	48

と
ドパミンアゴニスト	7
ドパミントランスポーターシンチグラフィ(DAT-scan検査)	3
兎眼	86
橈骨神経麻痺	52
糖尿病	72
動作緩慢	5
導尿	44
特定医療費(指定難病)受給者証	13
特定疾患医療受給者証	13
特発性筋炎	63
閉じ込め症候群	31
突進現象	5

な
内側縦束(MLF)症候群	37
生ポリオワクチン	79
難病	13
難病の患者に対する医療等に関する法律	13

に

二次進行型MS	36
二次性パーキンソニズム	3
尿排出障害	38
認知機能障害	27
認知症	6

は

ハンチントン病	17
ハンマー趾	59
バクロフェン髄腔内投与（ITB療法）	42
バビンスキー徴候	14
パーキンソニズム（錐体外路症状）	14
パーキンソン症候群	3
パーキンソン病（PD）	3
——の姿勢の特徴	5
——の診断基準	3, 4
——治療ガイドライン2011	7
はさみ脚歩行	14, 17
把握ミオトニア	71
歯車様固縮	5
肺・胸郭の可動性	30
肺小細胞がん	64
肺胞低換気	29
排痰補助装置	30, 30
廃用症候群	20
白内障	71
爆発性言語	14
発汗障害	6
針筋電図（検査）	27, 28, 81
反張膝	80, 82
反復刺激試験	76

ひ

ヒューズの運動機能尺度	47, 48
ピトルの拳徴候	52
皮質小脳萎縮症（CCA）	17
皮膚筋炎	63
非侵襲的陽圧換気療法（NPPV）	29, 84
肥満	84
膝打ち試験	14
表現促進現象	16, 21
病的共同運動	87
頻尿	6

ふ

フィッシャー症候群	49
フェノールブロック	42
フリードライヒ運動失調症	17
ブラウン・セカール症候群	38
プレガバリン	43
プロチレリン酒石酸塩水和物（TRH製剤）	17
不活化ポリオワクチン	79
不明瞭発語	14
封入体筋炎	63
副交感神経遮断薬（抗コリン薬）	44
副腎皮質ステロイドホルモン	65
副腎皮質ホルモンの投与	87
複合筋活動電位（CMAP）	64
複視	37

へ

ヘッドギア	21
平滑筋弛緩薬	44

ほ

ボツリヌス療法	42
ポストポリオ症候群（PPS）	79
——の診断基準	82
ポリオ	79
ポリオ後二次障害	84
ポリオワクチン	79
膀胱直腸障害	38

ま

マシャド・ジョセフ病（MJD, SCA 3）	17
末梢神経	57
末梢神経障害	47
末梢神経伝導検査	48, 59
末梢性顔面神経麻痺	86
慢性炎症性脱髄疾患	35

み

ミオトニア（筋強直現象）	71
ミオトニー放電	72
ミオパチー	63
味覚障害	86

む

むずむず脚症候群	83
向こう脛叩打試験	14
無快感（アンヘドニア）	6
無感情（アパシー）	6
無気肺	30
無動	5

め

メトトレキサート	65
酩酊様歩行	14
免疫グロブリン	65
免疫グロブリン（静注）療法	49, 77
免疫抑制薬	65, 77
免疫療法	77

も

文字盤	31

や

薬物療法	7, 29

ゆ

有痛性強直性痙攣	39, 43
誘発筋電図検査	86
指鼻指試験	14

ら

ラムゼイ・ハント症候群	86
卵巣腫瘍	64

り

リルゾール	29

る

ルー・ゲーリッグ病	25

れ

レヴィ小体型認知症（DLB）	4
レボドパ	7
レム睡眠時行動障害	6
レルミット徴候	38

ろ

ロンベルグ徴候	15

わ

ワニの涙現象	87
鷲手	50

ギリシャ文字

αアドレナリン受容体遮断薬	44

数字

2型呼吸不全	25, 29

索引

欧文

A

AChR抗体	76
ADEM(acute disseminated encephalomyelitis)	40
ALS and Parkinsonism dementia complex	25
ALS(amyotrophic lateral sclerosis)	25
anhedonia	6
AFO(ankle foot orthosis)	50

B

Babinski's sign(バビンスキー徴候)	14
Barthel index	20
Bell(ベル)麻痺	86
Berg Balance Test	6
BohanとPeterの診断基準	64, 65
Brown-Séquard症候群	38

C

CBD(corticobasal degeneration)	4
CMT(Charcot-Marie-Tooth disease)	57
CMAP(compound muscle action potential)	64
CCA(cortical cerebellar atrophy)	17
CK(creatine kinase)	28, 64, 72
CTG反復配列	70

D

DAT-scan検査	3
DRPLA(dentato-rubro-pallidoluysian atrophy)	17
dermatomyositis	63
Devic病	35
DLB(dementia with Lewy bodies)	4

E

EGOSスコア	52
El Escorial基準	27
ENoG(electroneurography)	86
EGOS(Erasmus GBS Outcome Score)スコア	52
EDSS(Expanded Disability Status Scale of Kurtzke)(Kurtzke総合障害度スケール)	42
external cue(外部刺激)	5, 8

F

Friedreich運動失調症	17
Functional Reach Test	6
F波	48

G

Gonzalezらの診断基準	82
GBS(Guillain-Barré-syndrome)	47

H

Halstedらの診断基準	82
Hoehn-Yahrの重症度分類	6
HSV-1	86
Hughesの運動機能尺度	47, 48
Huntington病	17

I

ICARS(International Cooperative Ataxia Rating Scale)	19
IgG(抗GQ1b)抗体	49
IgGインデックス	39
inclusion body myositis	63
INFβ注射薬	42
ITB療法(intrathecal baclofen therapy)	42

K

kinesie paradoxale	5
Kurtzke総合障害度スケール(EDSS)	42

L

Lhermitte徴候	38
LSVT(Lee Silverman Voice Treatment)®LOUD	8
LSVT®BIG	8

M

MJD(Machado-Joseph Disease, SCA 3)	17
MDS-UPDRS(Movement Disorder Society-sponsored revision of the Unified Parkinson's Disease Rating Scale)	6
MI-E	30
modified Hoehn & Yahrの重症度分類	6
MRI	39
MSA(multiple system atrophy)	4
MSA-C	16
MSA-P	16
MS(multiple sclerosis)	35
――の診断基準	39, 40
MSA(multiple system atrophy)	16
MuSK抗体	76
MG(myasthenia gravis)	76
MBP(myelin basic protein)	39
myotonic dystrophy	69
M波	48

N

NMO(neuromyelitis optica)	35
――の診断基準	41
NPPV(noninvasive positive pressure ventilation)	29, 30, 84

O

oily face	6
on-off現象	3
OPCA	16

P

PD(Parkinson's disease)	3
pill-rolling movement	4
Pitresの拳徴候	52
PLS	26
polymyositis	63
PPS(post polio syndrome)	79
PSP(progressive supranuclear palsy)	4

R

Ramsey Hunt症候群	86
ROM訓練	49
Romberg徴候	15

S

SARA (Scale for the Assessment and Rating of Ataxia) 日本語版　18, 19
SCA 3　17
SCA 6　17, 21
SCD (spinocerebellar degeneration)　13
Shy-Drager 症候群　16
SND　16
SCA (spinocerebellar ataxia)　17
Steinert 病　69
steppage gait　60

T

TRH 製剤（プロチレリン酒石酸塩水和物）　17
TUG (time up and go test)　6

U

Uhthoff 徴候　38

V

UPDRS (Unified Parkinson's Disease Rating Scale)　6
VEP (visual evoked potential)　37
VF（嚥下造影検査）　31

W

wearing off 現象　3

【編者略歴】
花山 耕三(はなやま こうぞう)

1984年	慶應義塾大学医学部卒業
	同リハビリテーション科入局
1993〜1994年	米国ニュージャージー医科歯科大学に留学
1995年	医学博士
	国立療養所東埼玉病院リハビリテーション科医長
2003年	東海大学医学部専門診療学系リハビリテーション科学助教授
2013年	川崎医科大学リハビリテーション医学教室教授

臨床につながる　神経・筋疾患　　ISBN978-4-263-26552-9

2018年1月10日　第1版第1刷発行

編著者　花　山　耕　三
発行者　白　石　泰　夫
発行所　医歯薬出版株式会社
〒113-8612　東京都文京区本駒込1-7-10
TEL.(03)5395-7628(編集)・7616(販売)
FAX.(03)5395-7609(編集)・8563(販売)
https://www.ishiyaku.co.jp/
郵便振替番号 00190-5-13816

乱丁,落丁の際はお取り替えいたします.　　印刷・真興社／製本・皆川製本所
© Ishiyaku Publishers, Inc., 2018. Printed in Japan

本書の複製権・翻訳権・翻案権・上映権・譲渡権・貸与権・公衆送信権(送信可能化権を含む)・口述権は,医歯薬出版(株)が保有します.
本書を無断で複製する行為(コピー,スキャン,デジタルデータ化など)は,「私的使用のための複製」などの著作権法上の限られた例外を除き禁じられています.また私的使用に該当する場合であっても,請負業者等の第三者に依頼し上記の行為を行うことは違法となります.

JCOPY ＜(社)出版者著作権管理機構 委託出版物＞
本書をコピーやスキャン等により複製される場合は,そのつど事前に(社)出版者著作権管理機構(電話03-3513-6969,FAX 03-3513-6979,e-mail:info@jcopy.or.jp)の許諾を得てください.

臨床につながる 脳疾患学

岡島康友 編著／山田 深 著
B5判 112頁 定価(本体2,800円＋税)
ISBN978-4-263-21672-9

- リハビリテーション医療で遭遇する12の脳疾患について，導入ストーリーとわかりやすい解説により，「患者像をイメージしながら病態を知る」新スタイルのテキスト．
- 脳画像を読み取ることの重要性を説き，豊富な脳画像・イラストとともに必要知識を掘り下げた，"理解型"の内容．

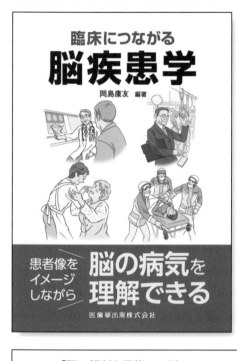

患者像をイメージしながら 脳の病気を理解できる

◆主な目次◆

「脳の解剖と機能」の話
本書で取り上げる脳疾患のフローチャート
- 01 くも膜下出血
- 02 視床出血【脳内出血】
- 03 橋出血　若年性海綿状血管腫【脳内出血】
- 04 アミロイド血管炎性皮質下出血【脳内出血】
- 05 心原性脳塞栓症【脳梗塞】
- 06 ラクナ梗塞【脳梗塞】
- 07 アテローム血栓性脳梗塞【脳梗塞】
- 08 慢性硬膜下血腫
- 09 脳腫瘍
- 10 外傷性脳損傷
- 11 もやもや病
- 12 特発性正常圧水頭症

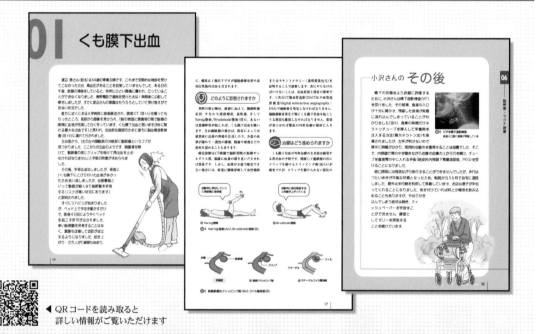

◀ QRコードを読み取ると詳しい情報がご覧いただけます

医歯薬出版株式会社　〒113-8612 東京都文京区本駒込1-7-10　TEL03-5395-7610　FAX03-5395-7611　https://www.ishiyaku.co.jp/